가짜 환자

가짜 환자

환자 만들어내는 사회에서 지혜롭게 건강 지키는 법

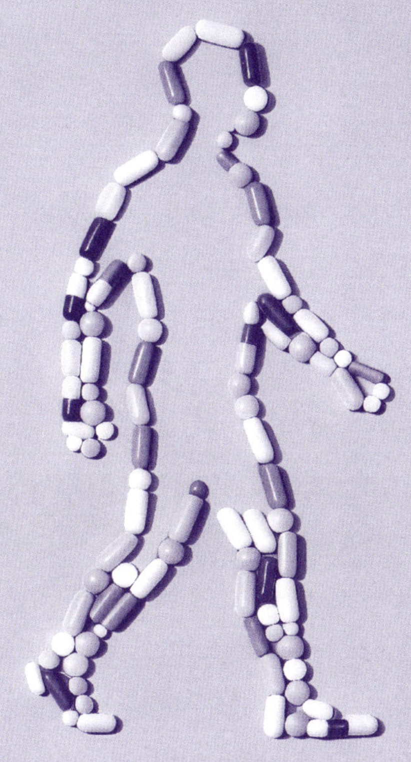

김현아 지음

창비

당연하다고 생각해온 일들이 사실은 당연하지 않았다는 걸 깨닫고 놀라면서 살아가는 하루하루입니다. 너무 많은 이들이 말해서 이제는 마치 생활의 지혜처럼 되어버린 안토니오 그람시Antonio Gramsci의 "낡은 것은 죽어가고 있고 새것은 태어나려고 안간힘을 쓴다. 지금은 괴물의 시간이다"라는 말을 사람들이 매일 실감하는 현실은 의료 현장이라 해서 예외가 아니었습니다. 2024년 2월 소위 '의료개혁'이라는 미명 아래 윤석열 정부가 밀어붙인 '의대 정원 1만명 증원' 정책이 위태롭게 유지되던 의료 현장을 무너뜨림으로써 앞으로 그 여파가 언제까지 어떻게 미칠지 예측하기도 어려운 상황이 되어버렸습니다. 우리는 흔히들 '대한민국 의료는 세계 제일'이라는 말을 해왔습니다. 하지만 저는 대학을 졸업하고 지금껏 대학병원에서 일해오면서 그 말에 동의한 일이 한번도 없습니다. 만일 그것이 사실이었다면 무모한 권력자의 발길질 한번에 이렇게 힘없이 시스템이 붕괴되는 일은 없었을 것입니다. '의료'란 사회의 구성원들이 부단한 노력으로 계속해서 그 시스템을 개선해나가야 하는 매우 어려운 영역이고 복합적인 생태계를 지닌 것입니다. 아무리 선진국이라 해도 의료 문제가 없는 나라는 없고 우리나라도 고유의 많은 문제들이 있습니다.

과거 의료에 관한 책을 몇권 썼는데 그때마다 제가 느낀 점은 국민들이 '의료'라는 것에 대해 관심을 가지지 않는다는 것이었습니다. 제목에 '의료'라는 말이 들어가면 책이 안 팔린다는 얘기도 있을 정도니까요. 어찌 보면 '의료'에 관심이 주어질 필요가 없어 보이기도 합니다. 제대로 된 국가의 국민이라면 건강한 삶은 특별한 노력이 없더라도 권리로 보장되어야 하는 것일 테니까요. 그런데 문제는 '건강이 가장 중요하다'고 생각하면서도 실제로 건강한 삶을 살기 위해 어떻게 해야 하는지는 잘 모르는 사람들의 약점을 파고 드는 많은 이익 주체들이 있다는 사실입니다. 그런 이익 주체와 전문가 집단은 아주 아슬아슬한 균형을 유지하게 되는데, 이 균형을 최대한 공동선에 가깝게 맞추는 것이 국가와 정책의 역할일 것입니다. 이 책에서는 무의미하게 환자를 양산하는 사회와 의료 시스템의 문제를 이야기해보고 싶습니다.

'하루 종일 온갖 사람들 아프다는 말 들어주면서 얼마나 힘드냐?'고 오히려 제게 묻는 환자들이 가끔 있습니다. 저는 그게 제가 해야 할 일일 뿐 힘들다고 생각해본 적이 없어서 제 환자들이 왜 그런 질문을 할까 의아해하는 한편, 이분들이 천사처럼 착한 사람들이어서 별걱정을 다 해주는 것이라고 생각했습니다. 그런데 아프다는 환자의 말이 듣기 거북해지는 일이 슬금슬금 생기기 시작했습니다. 제 전공이 류마티스 내과이고 대부분의 환자들이 어딘가가 아파서 오는 분들이기 때문에 '아프다'는 이들의 말을 곧이곧대로 듣기 힘들어지는 건 제게는 중대한 문제가 됩니다. 곰곰이 그 이유를 따져보았습니다. 시나브로 의료 환경이 나빠지고 있기는 했지만 그 때문만은 아니었습니다. 제가 도움을 줄 수 없고 제게 진료를 받을 필요가 없는 환자가 너무 많이 저를 찾아오게 된 것이 가장 큰 이유였던 것 같습니다.

어느날 진료를 마치고 그날 본 환자 중 꼭 제게 진료를 받아야 했던 환자, 제가 확실한 도움을 줄 수 있는 환자의 수를 헤아려보았습니다. 아무리 많이 잡아도 그날의 전체 환자 가운데 4분의 1 정도였습니다. 나머지 환자들은 동네 병원에서 충분히 치료가 가능하거나 아예 병원에 올 필요가 없는, 환자라고 하기에 심히 부적절한 분들이었습니다. 물론 우리나라의 병원 실정에서 의사들이 꼭 봐야 하는 환자만을 가려서 볼 수는 없습니다. 의사들은 지금 보는 환자의 수를 4분의 1로 줄이게 되면 병원 경영에 문제가 된다는 말을 바로 듣게 됩니다. 그런데 의사들이 환자를 그 정도만 보게 되면 우리가 부러워하는 소위 'OECD(경제협력개발기구) 선진국' 수준에 근접하게 될 것 같기는 합니다. 제가 한 타임에 환자를 몇명 본다고 하면 기절하는 시

늉을 하는 외국 친구들이 진료하는 환자 수 수준인 것이죠. 저는 병원 눈칫밥도 아랑곳하지 않고 제가 감당할 수 있을 정도로만 환자 수를 조절하는 의사인데도 말입니다.

'이제 제게 오실 필요 없습니다'라고 말을 해도 '그냥 여기서 진료받게 해주세요' 하고 버티는 환자들을 돌려보낼 방법도 제게는 전혀 없습니다. 운이 없으면 '당신 진료 거부하는 거야?'라는 항의를 들을 수도 있고요. 이렇게 해서 대학병원의 진료실은 언제나 바쁘게 돌아갑니다. 그러나 저는 의사로서 저의 소명의식이 언제까지 지속될지 회의에 빠지기도 합니다. 도와줄 수 없는 환자, 볼 필요 없는 환자를 계속 보는 것은 의사들로서도 그렇게까지 해야 하는지 정신적으로 납득하기 힘든 일이 되기 때문입니다.

언제부터인가 혼자서 '가짜 환자'라는 개념을 만들고 이리저리 생각의 나래를 펼쳐보았습니다. 환자분들이 들으면 '내가 꾀병이란 말이야?' 하고 눈에 쌍심지를 켜고 역정을 낼지도 모르겠지만, 오늘도 진료실 안에 있는 제 머릿속에서 이 생각이 떠나지를 않습니다. 실험 자체에 무수한 오류가 있음이 후대에 알려지기는 했지만, 정신과 증상을 가장한 사람들의 정신질환 진단 경험을 다룬 실험으로 1973년에 발표된 '로젠한 실험'Rosenhan experiment을 고찰한 책의 한국어 번역서 제목에도 '가짜 환자'가 사용되었는데,[1] 제가 제시하는 가짜 환자의 개념은 이와는 좀 다릅니다.

저는 가짜 환자를 세가지 유형으로 정의합니다.

첫번째는 나날이 정밀도가 높아지면서 우리 몸 구석구석을 들추는 현대 의료 장비에 의해 우리가 알 필요도 없는 소소한 이상이 들통나는(!) 바람에 환자가 되어버리는 유형입니다. 특정 증상 때문에 병원에 왔는데 이것저것 검사를 받다가 애초의 증상과는 관계없는 이상이 발견되어 여러 과를 전전하게 되는, 하지만 결국은 수백만원의 검사비와 한가득한 수심만 쌓이게 되는 사람들('환자'가 아닙니다)이 전형적인 경우입니다. 아예 수백만원이 넘는 건강검진을 예약하고 호텔 같은 시설에서 몸 안의 이상을 이 잡듯이 찾으려다가 온갖 병을 다 얻는 경우도 있습니다. 검사가 만드는 환자, 가짜 환자의 가장 대표적인 경우입니다.

두번째 유형은 의료적인 접근만으로는 치료할 수 없는 문제의 답을 오로지 병원에서만 찾으려는 사람들입니다. 이는 특히 청년들에게서 많이 나타나는데, 그러한 문제들은 다시 대사증후군metabolic syndrome과 이에 동반되는 여러 합병증, 그리고 정신질환과 이에 동반되는 다양한 신체 증상의 두가지 경우로 구분할 수 있습니다. 젊은이들의 건강이 나빠지는 원인은 다방면으로 연구되고 있는데, 우리나라 고유의 원인으로 장시간 노동, 그리고 고용 불안정이 있습니다. 노동시간이 너무 길어지면 건강한 식이 섭취와 운동을 위한 활동시간이 줄어들 수밖에 없기 때문에 비만과 대사증후군에 직접적인 악영향이 미칩니다. 그뿐만 아니라 노동시간에 비해 보수와 복리 후생이 충분하지 못하고 고용 불안정이라는 위협이 끊이지 않는 비정규

직의 문제는 우울증과 불면증을 포함한 다양한 정신적 문제로 이어집니다. 그러나 이러한 환경 및 사회적 문제를 도외시하고 병원에서만 답을 구하는 경우 불필요한 검사와 투약 등으로 오히려 더 나쁜 결과로 이어질 수 있습니다.

마지막 유형은 한국사회가 고령화 사회에 접어들면서 노화에서 기인하는 문제를 모두 질병으로 진단하고 치료하려는 경향이 생겨난 데서 비롯된 가짜 환자입니다. 웰다잉이 세간의 관심사가 된 지 오래되었고 사전연명의료의향서를 작성하는 국민이 늘어감에도 불구하고 임종 시 사전연명의료의향서대로 연명 치료를 받지 않고 사망하는 사람의 숫자는 소수에 지나지 않습니다. 이러한 우리나라의 상황은 노화의 과정에서 오는 모든 건강 문제를 병원에서 치료해야 하는 병으로 간주하는 현실과 밀접하게 연관되고, 이 과정에서 죽음의 의료화에 선행하는 노화의 의료화가 사회에 광범위하게 뿌리내리고 있기 때문입니다.

잘 알려져 있듯 대한민국은 일본과 함께 OECD 국가 중 최장수국으로 꼽힐 만큼 국민들의 평균수명이 깁니다. 그러나 수명이 길다는 것이 건강하다는 의미는 아니지요. 수명이 길어서 그만큼 행복도 크다는 의미는 더더욱 아닐 것이고요. 최장수국이라는 명칭이 무색할 만큼 높은 노인자살률, 그리고 선진국 평균에 크게 못 미치는 국민행복지수 등은 우리의 삶이 어떤 모습을 지향해야 하는지를 스스로 깊이 고민하게 합니다.

이 책에서는 사람들의 행복을 결정짓는 가장 중요한 요소인 건강에 대해, 그리고 현대사회와 현대 의료가 오히려 건강하고 행복한 삶을 어떻게 방해하는지에 대해 이야기해보려 합니다. 건강하게 사는 방법에 대해서는 오늘도 수많은 전문가들이 다양한 책과 매체를 통해 이야기하고 있을 것이니 그런 이야기가 아닌 다른 이야기를 하겠다는 것이죠. 많은 사람들과 매체들이 입을 모아 '이렇게 하면 얻을 수 있다'고 말하는 '완벽한 건강'이라는 것은 현실과는 동떨어진 신기루에 지나지 않는다는 듣기 불편한 이야기입니다.

복잡계라는 개념이 있습니다. 이는 여러 구성 요소로 이루어져 있으면서 그 구성 요소들이 끊임없이 상호 작용하는 시스템이라는 의미인데, 정치와 경제를 포함하는 인간사가 그 대표적인 예입니다. 복잡계의 최고봉은 생물체입니다. 과학의 눈부신 발전에도 불구하고 아직 인간은 온전하게 기능하는 세포 하나를 만들지 못합니다. 땅바닥을 기는 벌레 한마리에도 슈퍼컴퓨터보다도 더 정교한 시스템이 작동하고 있습니다. 수많은 세포들로 이루어지고 그들이 서로 되먹임을 하면서 기능을 유지하는 인체는 복잡계의 최고봉이라 할 수 있습니다. 당연히 매 순간 오작동을 할 수 있고 신체적 자정 작용으로 우리들이 알지 못하는 사이에 오작동한 부분을 자체적으로 고쳐가며 기능을 합니다. 그런 자정 기능만으로는 더이상 감당할 수 없는 오작동이 생기면 비로소 질병으로 드러납니다.

결국 우리는 항상 조금씩은 어딘가에 문제가 생겼다가 저절로 낫고 하면서 살아갑니다. 의료는 인간의 신체라는 복잡계에 이상이 생겼을 때 생물학적으로 이를 어떻게 교정해야 하는지뿐 아니라 환자와 그 주변 사람들이 이런 문제와 해결책을 어떻게 생각하고 반응하는지까지를 아울러야 하는 초복잡계라 해도 과언이 아닙니다. 이 책을 읽는 분들이 삶의 큰 테두리 안에서 일어나는 건강과 질병이라는 문제에 대해 이해를 넓히시는 데 도움이 된다면, 그래서 어딘지 조금은 불편한 데가 있는 것 같지만 그런대로 만족하며 행복한 삶을 사실 수 있다면 저자로서는 더 바랄 것이 없겠습니다.

2026년 4월

김현아

차례

제2장 왜 내가 환자가 아닌지 설명하시오

일러두기

외래어는 국립국어원 외래어표기법에 따랐다. 다만 '류머티즘' '갑상샘' '전립샘'은 의료계에서 더 익숙하게 사용하는 표현인 '류마티스' '갑상선' '전립선'으로 표기했다.

제1장

청년을 환자로 만드는 사회

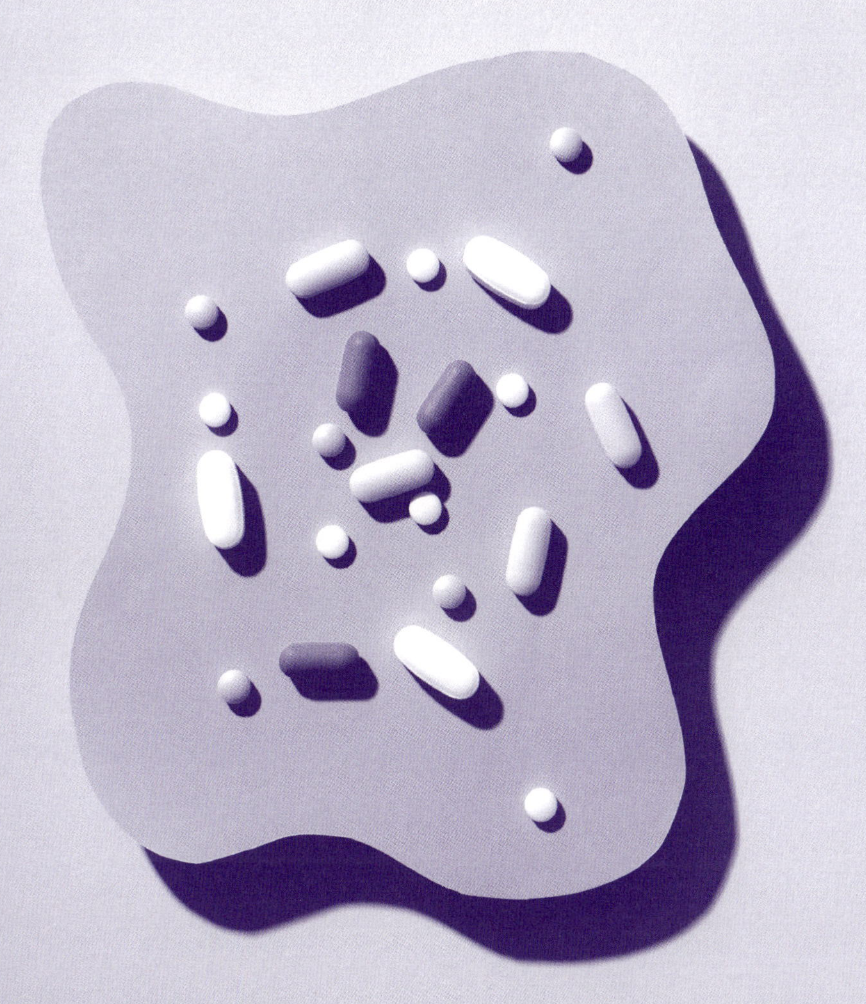

청년을 환자로 만드는 사회

'아픈' 젊은이들이 왜 이리 많아지는 걸까

오늘을 힘겹게 살아가는 젊은이들의 이야기로 시작해보고자 합니다. 제 딸들이 겪고 있기도 한 일이어서 개인적으로 가장 마음 아픈 경우니까요. 제가 주로 진료하는 관절염은 대표적인 노인성 질병입니다만, 젊은 나이의 환자에게 관절염이 발병하는 경우도 매우 흔합니다. 어르신들에게 관절염이 발병하는 경우 제대로 염증을 통제하는 것만큼이나 부작용의 위험을 감안해서 처방을 해야 하는 반면, 젊은 나이에 발병하는 이들의 경우 남은 생애 동안 변형이나 장애를 가지고 살아가지 않도록 노년층보다는 좀더 강력한 치료를 하게 됩니다. 같은 병이라도 환자의 나이에 따라 치료 방향이 달라지는 것이죠.

그런데 요즘의 새로운 경향은 신체적 문제가 없는데도 몸이 아픈 젊은이들이 많아진다는 것입니다. 또한 통풍과 같이 과거에는 중년에 호발했던 질환이 젊은 나이에 발생하는 경우도 늘고 있고요. 어떤 경우든 환경의 문제가 긴밀하게 연결되어 있습니다. 우리나라 젊은이들은 왜 이렇게 아픈 걸까요?

"운동을 못하니 체중이 확 불어나네요"
과로하는 이들을 노리는 대사증후군

"발이 많이 부으셨네요. 전에도 이렇게 부은 적이 있었나요?"

"작년에도 부은 일이 있었는데 그때는 약 한번 먹으니 발이 바로 가라앉더라고요."

"그때보다 지금이 더 아프신가요?"

"네. 작년하고는 다르게 이번에는 약을 먹어도 점점 아프네요. 오늘은 걷지도 못하겠어서 직장도 조퇴하고 온 거예요."

"술 드시고 나서 증상이 생기셨다고요?"

"그런 것 같아요."

"혹시 가족 중에 통풍 환자가 계신가요?"

"아버지가 통풍이라 약을 드세요."

이 환자의 증세는 전형적인 통풍으로 진단이나 치료가 아주 간단

했습니다. 환자가 굳이 대학병원에서 치료받을 필요가 없을 정도로
요. 스치기만 해도 아프다는 통풍은 인간이 겪을 수 있는 가장 심한
통증 중 하나에 속합니다. 진료 중 통풍 환자가 들어오면 저는 마음
이 놓입니다. 통풍은 여러 난치병들에 비해 고려할 사항이 적어 비
교적 간단히 진료할 수 있을 뿐만 아니라 약을 처방하면 완치까지는
아니어도 만족스러운 결과를 보장할 수 있는 병이기 때문이죠.

그런데 이 환자에게는 발이 아파서 못 걷는 것이 제일 큰 문제는
아닌 것 같습니다. 흘긋 전자의무기록 창 왼쪽을 봅니다. 체중 110킬
로그램…… 키는 그리 크지 않았습니다. 혈압을 살핍니다. 150/110.
고혈압입니다. 일단 급한 불부터 끄기 위해 염증 가라앉히는 약만 처
방하고 일주일 후 혈액 검사를 하고 다시 진료를 보기로 합니다.

일주일 후, 환자는 밝은 얼굴로 잘 걸어 들어옵니다. 약 먹고 바로
다음 날부터 차도가 있었다고 하네요. 혈액 검사 결과 통풍의 주요
원인인 요산 수치는 조금 높은 정도입니다. 그런데 300에 육박하는
콜레스테롤 수치가 눈에 들어옵니다. 오늘도 혈압은 145/105. 너무
높습니다.

"통풍은 약으로 쉽게 잡을 수 있어요. 그런데 우리 환자분에게는
그보다 근본적인 문제들이 있네요."

환자가 겸연쩍게 웃으며 말합니다.

"아, 저 살 좀 빼야지요?"

"지금 혈압도 콜레스테롤도 심지어 혈당도 아주 높아요. 대사증후군의 모든 징후가 다 있는데 20대의 나이에 이런 문제가 생기면 곤란하거든요."

"통 운동도 못하고 하니까 갑자기 체중이 불어나네요."

"운동할 시간이 전혀 없으세요?"

"네. 일 때문에요. 야근도 많고……"

환자의 개인 정보를 좀더 파봅니다. 이분은 장시간 노동으로 유명한 IT 직종에 종사합니다. 야근이 이어지다보니 휴일에는 밀린 잠을 자기 바쁩니다. 식사는 주로 배달 음식으로 해결합니다. 일을 줄일 수는 없느냐는 질문에 고개를 절레절레 흔듭니다.

이쯤 되면 어디부터가 질병이고 어디부터가 사회문제인지 애매해집니다. 통풍약, 혈압약, 고지혈증약을 처방하는 건 어려운 일이 아니지만 그것이 이 젊은이에게 궁극적인 해결책은 될 수 없기에 마음이 무거워집니다. 서른도 안 된 나이의 젊은이에게 평생 먹어야 하는 약들을 처방하는 건 의사로서 결코 달갑지 않은 일입니다.

대사증후군은 복부비만, 고혈압, 고혈당, 높은 중성지방, 낮은 고밀도지단백-콜레스테롤 다섯가지 중 세가지 이상이 나타날 때 진단을 합니다.

이런 대사증후군이 일으키는 2차 질환은 매우 많습니다. 대사증후군은 만성신부전, 뇌졸중, 심근경색, 협심증과 같은 심뇌혈관질환

항목	수치	건강 위험 요인
허리둘레	남자 90cm 이상 여자 85cm 이상	복부비만
혈압	130/85mmHg 이상	높은 혈압
중성지방	150mg/dl 이상	고중성지방혈증
고밀도 콜레스테롤 (좋은 콜레스테롤)	여자 50mg/dl 미만 남자 40mg/dl 미만	이상지질혈증
공복혈당	100mg/dl 이상	혈당 장애
5가지 중 3가지 이상 해당 시 대사증후군 진단		

대사증후군 진단 기준

의 발생 위험을 증가시키며 사망률 증가와도 관련이 있는 것으로 알려져 있는 대표적인 성인 질환입니다. 알코올의존증이나 간염 바이러스 감염에나 동반되는 것으로 흔히들 알고 있는 간경화가 대사증후군에 의한 지방간 때문에 급증하고 있기도 합니다. 과거에는 간 수치에 이상이 있는 환자라도 의사들이 그냥 가볍게 '지방간이네요' 하고 넘겼었는데 이제는 그럴 수 없는 것이 지방간으로 진단받은 환자에게 간 조직 검사를 해보면 그 4분의 1이 이미 간경화로 진행되어 있는 것을 확인할 수 있기 때문입니다. 간경화는 간암의 위험 인자지요. 대사증후군은 간암뿐 아니고 대장암, 유방암, 전립선암의 위험을 높입니다. 미국은 20세 이상의 성인 중 30퍼센트 이상이 대사증후군을 갖고 있는데, 우리나라는 2001년에 성인의 27.1퍼센트가 대사증후군을 갖고 있었던 데서 2020년에 33.2퍼센트로 증가함으로

써 대사증후군 유병률이 미국보다도 더 높아졌습니다.[1] 유의할 점은 여성들은 대사증후군이 같은 기간에 감소한 반면 남성들은 25.8퍼센트에서 40퍼센트로 급증한 것입니다.

대사질환을 유발하는 장시간 노동과 식이습관

그동안 우리나라 성인의 대사증후군 유병률을 끌어올리는 가장 중요한 요인으로는 다섯가지 기준 증상 중 고혈당과 복부비만이 꼽혀왔습니다. 하지만 대사증후군 유병률의 이러한 증가 상황을 같은 기간 지방과 탄산음료같이 과당이 들어간 음료수 섭취가 늘고 신체 활동량은 줄었다는 데이터와 겹쳐 보면 이는 결국 생활패턴의 변화가 가져온 문제임을 알 수 있습니다.

직접적으로 비만을 일으킬 수 있는 고열량 식이 섭취 외에 생활습관도 대사증후군 유병률 증가에 중요한 영향을 미칩니다. 장시간 노동을 하게 되면 운동을 할 시간이 부족해지기 때문에 비만 말고도 운동 부족이 건강에 다양하게 악영향을 가져올 수 있습니다. 이뿐만 아니라 국민건강영양조사 연구에서 신체리듬이 흐트러지면 대사증후군 위험이 높아진다는 것이 밝혀졌습니다. 제시된 신체리듬 교란 인자는 적정 수면시간(6~8시간) 이상 혹은 이하의 수면, 불규칙한 아침 식사, 교대근무, 신체 활동 부족인데요.[2] 연구 결과에 따르면 이런 교란 인자가 하나도 없는 사람들의 대사증후군 유병률이 15.6 퍼센트인 데 비해 교란 인자가 한개인 사람의 경우 38.1퍼센트, 두개 이상인 경우 무려 46.3퍼센트까지 치솟는 것을 알 수 있습니다. 이렇게 보면 장시간 노동이 어떻게 대사증후군으로 이어지는지 짐작을 할 수 있습니다. 장시간 노동을 하게 되는 경우 당장 적정 수면시간과 신체 활동이 직접적인 타격을 받게 되니까요. 이미 '과로 비만'이라는 말까지 나오고 있을 정도입니다.

비단 우리나라뿐 아닙니다. 홍콩의 『사우스차이나모닝포스트』 *South China Morning Post*는 24세 여성 오우양 웬징이 직장 스트레스로 인해 입사 1년 만에 체중이 60킬로그램에서 80킬로그램으로 늘었다는 사연을 보도했는데, 오우양 씨는 초과근무와 불규칙한 교대근무, 그로 인한 배달 음식 과다 섭취가 신체적·정신적 건강에 부정적인 영향을 끼쳤다고 주장했습니다.[3] 퇴사 후 건강식을 한 후 성공적으로 감량을 했다는 후일담인데요. 2021년 가톨릭대 의과대학 예방의학과 연구팀은 성인 남성 임금근로자 2592명의 근무시간과 비만의 연관성을 조사한 결과 주당 50~59시간 근무하는 남성은 40시간 미만 근무하는 남성보다 비만이 될 확률이 1.4배 높은 것으로 나타났다고 보고했습니다.

젊은이들로 대상을 좁혀 보면 문제가 더 심각한 것을 알 수 있습니다. 2019~21년 국민건강영양조사에서 19~39세의 성인 3609명에 대하여 비만 및 비만 관련 동반 질환의 유병률을 분석한 결과 비만,

당뇨 전 단계, 고혈압 전 단계의 유병률은 각각 남성의 경우 45.4퍼센트, 29.2퍼센트, 31.1퍼센트였으며, 여성의 경우 20.5퍼센트, 17.7퍼센트, 12.5퍼센트였습니다. 젊은 남성의 거의 절반이 비만이라는 충격적인 결과인데요. 남성과 여성 모두에서 낮은 교육 수준과 높은 스트레스가 비만과 관련된 요인이었으며, 남성은 기혼, 낮은 소득 수준, 음주, 과거 흡연이, 여성은 노동직·무직이 비만과 관련이 있었습니다.[4]

비만과 밀접한 연관을 지니는 전 단계 당뇨병으로 진단되는 젊은 남성도 전체 젊은 남성의 거의 3분의 1, 200만명에 육박하는데, 2019~22년 통계에 의하면 이미 젊은 연령의 당뇨병 환자는 30만명에 달하는 것으로 집계되고 있어서, 이것이 앞으로 얼마나 더 심각한 문제가 될지 우려하지 않을 수 없습니다.[5]

당뇨병 역시 범세계적으로 폭발적인 증가를 보이고 있어 2050년까지 약 13억명, 즉 세계 인구 7~8명 중 한명은 당뇨병을 가질 것으로 전망되고 있습니다.[6] 비만, 운동 부족과 함께 식단의 문제, 특히 가공된 음식 섭취가 그 중요한 위험 요인으로 지적되는데, 서구에서는 이미 당뇨병이 불평등에 기인하는 사회적 질환이라는 데 관심을 두고 고가의 신약 치료에만 관심이 쏠리는 의료 현실을 비판하는 목소리가 높아지고 있습니다. 한 예로 미국에서 소수 인구 집단의 당뇨병 유병률은 백인의 1.5배에 육박합니다. 미국에서 가난한 이들이 사는 지역은 사람들이 신선한 야채나 과일을 먹기 힘든 소위 '음식사막'food desert을 형성하는데, 이런 지역에서는 채산성을 이유로 슈퍼마켓이 영업을 하지 않기 때문에 패스트푸드점이나 편의점만 존재하고 따라서 지역 주민이 건강한 식생활을 하기 어렵습니다. 우리나라 젊은이들이 특히 관심을 가져야 하는 것은 가공식품 섭취인데, 이 역시 장시간 노동과 연관이 됩니다. 이들이 야근 중 배달시켜서 먹는 음식들, 집에 가도 제대로 된 요리를 할 시간이 없어서 전자레인지나 에어프라이어에 넣고 데워서 먹는 음식들도 모두 그런 음식에 해당됩니다.

2009년에 브라질 연구자들은 식품산업체에서 대량 생산하는 식품들이 건강에 미치는 악영향에 대한 경각심을 높이기 위해 'NOVA'라고 하는, 식품의 성분이 아닌 가공 정도에 따라 식품을 분류하는 새로운 분류법을 제안하면서, 특히 평범한 조리법에서는 발생하지 않는 화학적·물리적 변화를 포함하거나 향료·색소 등의 인공 화합물을 함유하는 식품들을 '초가공식품'으로 분류할 것을 제의했습니다. NOVA 분류법에 의하면 염장한 육류(햄·베이컨 등), 치즈, 건과일, 견과류 등은 가공식품에 속하고 청량음료, 초콜릿, 라면, 치킨너깃 등은 초가공식품에 속합니다. (한마디로 젊은 사람들이 간편하게 즐겨 먹는 음식 대부분이 여기에 속합니다.) 『잡식동물의 딜레마』(조윤정 옮김, 다른세상 2008)라는 저서로 우리나라에도 잘 알려진 미국의 작가 마이클 폴란Michael Pollan은 심플하게 "포장에 적힌 성분명을 읽기가 어렵다면 가공식품이다"라고 말합니다. 예를 들어 소시

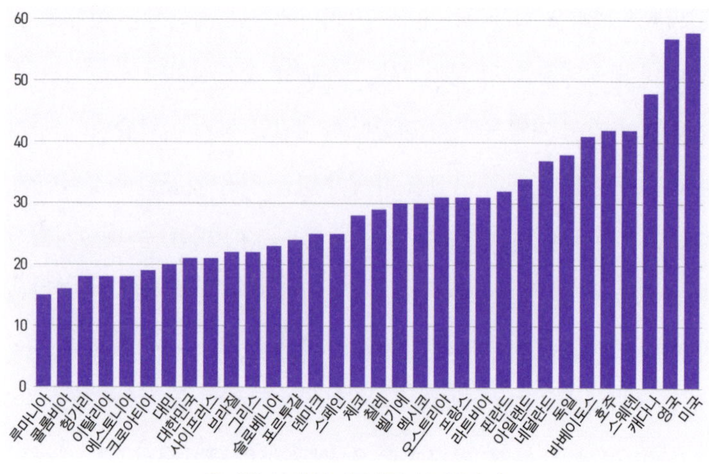

국가별 성인 초가공식품 섭취율(%)

지에 포함되는 카라기난알파, 치즈볼에 포함되는 FSP1 같은 것이지요. 초가공식품을 많이 먹는 경우 고혈압, 당뇨병 등의 대사질환뿐 아니고 심뇌혈관질환, 만성 신장질환, 염증성 장질환, 우울증에 걸릴 위험이 높아질 뿐 아니라 사망률도 증가합니다.[7] 초가공식품 섭취는 아직 우리나라가 영미권 국가들에 비해 많지 않은 것으로 보이지만 젊은 세대에서 지금과 같은 생활습관이 고착된다면 점차 영미권에 육박할 것으로 우려되고 있습니다.

통풍 또한 이런 생활습관을 고치지 않는 한 해결될 수 없습니다. 건강보험심사평가원의 통계자료에 따르면, 국내 통풍 환자는 2018년 43만 953명에서 2022년 50만 9699명으로 약 18.3퍼센트 증가했는데, 특히 20대와 30대의 증가율이 각각 48.5퍼센트, 26.7퍼센트로 다른 연령대에 비해 매우 높았습니다.[8] 치맥, 혼술, 먹방, 과도한 스트레스, 과당이 함유된 단 음식, 단백질 보충제까지 젊은이들의 생활 습관과 밀접한 관계를 보이는 많은 위험 인자들이 통풍 증가의 원인으로 지적되고 있습니다.[9]

우리 환자분에게 통풍 약보다도 고혈압 약, 고지혈증 약이 더 중요할 수도 있다고 이야기하자 환자는 운동을 하고 체중 조절을 좀 해보겠다고 합니다. 그래서 제가 고혈압 약은 지금 바로 필요하고 나머지 약들은 상태를 더 보다가 써도 될 것 같다고 말합니다. 운동과 건강한 식이의 중요성을 설명하고, 관리가 잘되면 고혈압 약의 복용도 끊을 수 있다고 이야기합니다. 그 모든 기저에 장시간 노동이라는 원인이 있다는 이야기를 재주껏 녹여봅니다.

얼마 후 이분이 두번째 진료를 오셨습니다. 그사이 통풍 발작이 다시 생기지는 않았지만, 몸무게는 여전히 110킬로그램이었고 혈압도 높았습니다. 이 진료를 끝으로 이분은 소식이 끊겼습니다. 어쩌면 제가 했던 말들이 마냥 현실을 무시한 잔소리로 들린 것은 아닐까 생각해봅니다. 현실에 치여 건강을 삶의 우선순위에서 미뤄두는 것이 이해되면서도, 이분의 10년 후가 무탈할지 아득히 걱정됩니다.

"온몸이 아파요"
마약성 진통제를 복용하려던 고립·은둔 청년

"전신이 다 아프다고 하셨네요. 그런 지 얼마나 되셨나요?"
"오래됐어요. 고등학교 졸업하고 나서부터요."
"어떻게 아프신가요?"
"어깨랑 팔이 저리고 뻣뻣하고 허리에서 다리까지 다 아파요."
"일하는 데에 지장은 없으신가요?"
"저 일 못해요."
"다른 병원에서 검사나 치료를 받아보았나요?"
"네. 근데 검사상으론 아무 이상 없대요. 약도 먹고 물리치료, 통증 주사, 안 해본 게 없어요."
"진통제 먹으면 좀 덜 아픈가요?"
"아니요. 똑같아요. 안 써본 약이 없어요. 약이 하도 안 들으니까 이전 병원에서 마지막에 마약성 진통제를 써야 한다길래 무서운 생각이 들어 병원을 바꾼 거예요."

환자가 여러 병원을 전전하며 받았던 수백만원 상당의 관절염 검사는 사실 필요하지 않았습니다. 환자를 제대로 진찰해보면 관절에는 아무 문제가 없습니다. 근육이 좀 적을 뿐 20대 특유의 건강함이 남아 있는 청년입니다.

그런데 귓속에 귀지가 새하얗게 차 있습니다.

"하루에 누워 있는 시간이 몇시간 정도 되시나요?"
"글쎄요. 한 스무시간? 열아홉시간?"

이 환자의 이야기를 더 들어보기로 합니다. 우리는 '서열이 어떠 어떠하다'는 말을 종종 듣는데, 동물의 왕국에서나 통할 법한 힘의 논리가 인간 사회에서도 그대로 적용된다는 걸 알 수 있는 참으로 잔인한 말입니다. 이런 논리에 따르면 이 환자는 소위 '서열이 낮은' 사람에 속했고 학창 시절 '서열이 높은' 인간들로부터 크고 작은 시달림을 당했습니다. 당연한 일이지만 대인관계가 점점 두려워졌고 외출도 힘들어졌습니다. 결국 진단은 '(전 단계) 고립·은둔 청년'입니다. 그래도 문제를 해결해보려고 병원을 찾는 일 정도는 하고 있으니 전 단계라고 부릅니다.

고립·은둔 청년이라는 사실이 아픈 것과 무슨 상관이 있느냐고요? 사실 아파서 고립·은둔 청년이 되는 것인지 고립·은둔 청년이 되어 아픈 것인지 인과관계는 불분명합니다. 여러 연구에서 고립·은둔 청년의 대다수가 우울과 불안 증세, 자살 경향 등이 높다고 보고되었습니다. 하루에 스무시간을 누워 있다거나 좁은 방에 스스로를 가두고 대인 접촉을 끊는다는 건 생각보다 하기 힘든 일일 것입니다. 인간은 사회적 동물이니까요.

일본의 히키코모리 현상을 남의 일로만 생각했던 우리나라에서도 순식간에 고립·은둔 청년의 문제가 부상하고 있습니다. 여성가족부와 한국청소년정책연구원이 발표한 '2024 고립·은둔 청소년 실태조사'는 청소년 100명 중 16명이 집 안에만 머무르는 은둔형 청소년이라는 충격적인 결과를 보입니다.[10] 고립·은둔 상태가 시작된 이유로는 친구 등 대인관계의 어려움이 가장 많았고 다수가 따돌림 등 폭력 경험이 있었습니다. 학교는 완성되지 않은 어린 인격들이 모여서 서로 살아가는 법을 배우는 장입니다. 성인 사회가 약육강식의 장으로 변질될 때 아이들은 그것을 고스란히 답습합니다. 김누리 교수는 『경쟁 교육은 야만이다』(해냄 2024)라는 저서에서 한국 학생 10명 중 8명이 학창 시절을 사활을 건 전쟁터로 기억한다는 연구 결과를 언급하며 '아이들의 불행은 곧 사회의 예약된 불행'이라고 말합니다.

여기에 의사소통에 눈칫밥이 중요한 동아시아 특유의 문화적 배경이 더해집니다. 직설적인 언어로 의사 표명이 이루어지는 서구사회에 비해 동아시아에서는 비언어적 소통, 그리고 직설을 피하고 돌려 말하는 소통 방식이 보편적입니다. 이런 것에 유난히 취약한 사람들이 있는데, 최근 '비언어성 학습장애'nonverbal learning disorder라는 개념이 대두되면서 비로소 관심을 받고 있습니다. 잘 생각해보면 누구나 주변에 이런 사람이 하나쯤은 있을 것입니다. 경도 자폐의 증상이라고 보는 견해도 있습니다. 캐나다의 자폐스펙트럼 코미디언 마이클 매크리리Michael McCreary의 저서 『네, 자폐 맞고요 코미디언도 맞습니다』(박신영 옮김, 롤러코스터 2025)를 보면, 마이클이 이 장애를 진단받은 후 그의 부모님이 그에게 학교생활에서 다른 아이들과 무난히 어우러지기 위해 소소한 사항들, 예를 들어 문을 열고 들어간 후 뒷사람을 위해 문을 잡아주어야 한다는 점 등을 가르쳐주는 장면이 나옵니다. 자폐스펙트럼이 장애라는 의식도 없는 사회에서 그처럼 눈치를 살필 줄 모르는 아이들은 학교 서열의 가장 밑바닥에 깔리게 됩니다.

고립·은둔 생활을 하게 되면 신체적으로도 여러 문제가 뒤따라옵니다. 기본 정서가 우울인 경우가 많고 누워 있어도 정작 숙면은 취하지 못합니다. 이렇게 되면 몸에 특별한 손상이나 염증이 없어도 아프게 됩니다. 수면장애는 만성 통증을 일으키는 흔한 원인이거든요.

'신체화장애'somatization disorder라는 진단명이 있습니다. 환자는 통증, 소화불량, 호흡곤란 등 다양한 신체 증상을 호소하지만 검사에서 신체 이상이 발견되지 않는 경우를 말합니다. 우울 증세와 수면장애가 뇌의 신호를 변질시키기 때문인데, 뇌는 신체의 오장육부를 관장하기에 뇌의 신호 전달에 이상이 생기면 장기의 기능에도 이상이 생깁니다. 또 대뇌에서 통증을 눌러주는 신호가 제대로 전달되지 않으면서 몸이 아프게 됩니다. 고립·은둔 생활을 하는 이들은 운동 부족과 건강하지 못한 식사로 인해 대사증후군을 포함한 진짜 신체질환도 따라오게 됩니다.

비극적인 사실은 신체화장애로 인해 아픈 사람에게는 일반적인 진통제가 소용없다는 것입니다. 현재 사용되는 진통제는 염증 반응을 타깃으로 해서 개발된 것들이어서 염증과 상관없는 신체화장애의 통증에는 효과가 없습니다. 약이 안 들으면 왜 안 듣는지 설명이라도 해주면 좋을 텐데 세계 최고 수준이라는 대한민국의 의료 현장에서 의사들이 이럴 때 흔히 사용하는 솔루션은 '더 많은 약'입니다. 약의 강도를 높이다보면 결국 종착역은 마약성 진통제인데, 이를 복용하는 그날로 환자는 중독되는 것이지요. 미국에서는 1990년대 말에 마약성 진통제의 위험성을 인지하지 못하고 모든 종류의 통증 환자에게 자유롭게 마약성 진통제를 처방했는데, 그 결과 오늘날의 오피오이드 위기opioid crisis가 촉발되었습니다. 이처럼 마약성 진통제는 건강한 사람들에게도 쉽게 중독을 일으킵니다. 하지만 신체화장애와 같은 정신적 문제가 있는 경우는 중독의 위험이 더 높아집니다. 마약 중독을 가져오는 주요 위험 인자에 우울증 같은 정신질환이 포함되는데, 이런 환자에게 중독이 생기면 정신질환이 더 악화되고 정신질환의 악화에 따라 다시 중독도 악화되는, 걷잡을 수 없는 악순환의 고리로 빠지게 됩니다. 제게 진료를 받는 환자분들 중에는 본인이 이미 중독된 것도 인지하지 못하고 마약성 진통제를 복용하는 분들도 있습니다.

다행히 이분은 자신이 매우 위험한 선택을 할 지경이 되었음을 인식하고 상황을 피해보고자 병원을 바꾸었습니다. 저는 일말의 희망을 봅니다. 몸이 아파서 병원을 찾을 정도의 환자라면 역설적으로 삶에 대한 의지가 있는 것이지요. 저는 환자에게 왜 몸이 아파도 검사에서는 이상이 없는지를 설명합니다. 그리고 오늘 처방할 약은 없고 약으로는 결코 해결할 수 없는 문제라는 말을 합니다. 결국 '병원에서 못 고친다'는 말인데, 환자는 오히려 마음이 가벼워 보입니다.

약 대신 제가 한가지 환자에게 제시한 것은 '매주 한시간씩 누워 있는 시간 줄이기'입니다. 환자가 방 밖으로 나와서 아파트 단지에서 하릴없이 걸어보아도 좋고, 사람들과 부딪칠 염려 없이 혼자 할 수 있는 활동, 예를 들면 예전에 좋아했던 자전거 타기를 해도 좋습니다. 하다못해 게임을 하더라도 방 밖으로 나와서 거실에서 하도록 합니다. 살길은 결코 약을 먹는 것이 아니라는 것을, 병원에서만 답을 찾으려 하면 도움을 받기보다는 오히려 해를 입을 가능성이 더 많다는 것을 납득하도록 해봅니다.

처방 아닌 처방이 도움이 되었는지 환자는 몇달 지나 이제 약을 안 먹고도 그런대로 더 나빠지지는 않는 상태로 지내게 되었습니다. (듣지도 않는 약이라면 당연히 중단했어야 했는데 그게 또 쉽지는 않았습니다.) 가족들도 이분의 문제를 이해하게 되면서 '게으르다'는 타박을 더이상 안 하게 되었습니다. 그것만 해도 이분은 삶 쪽으로 한걸음 가까워진 것 같습니다.

신체화장애라는 극단적인 경우는 아니지만, 병 자체는 호전되었는데 통증은 별로 좋아지지 않는 환자들도 많습니다. 비교적 젊은 여성 관절염 환자가 약물 치료 후 객관적인 염증 소견은 호전되었음에도 불구하고 계속 심한 통증을 호소하고 있었습니다. 아무리 보아도 약만 처방해서는 될 일이 아니라 생각한 제가 환자분의 개인 사정을 확인해본 결과, 환자는 남편으로부터 극심한 학대를 당한 과거사가 있었습니다. 일단 그런 일을 겪었던 만큼 환자는 행정적인 조치(접근금지명령 등)도 별 도움이 안 되고 공포심 때문에 병원 갈 때를 제외하고는 마음 놓고 외출조차 할 수 없는 상황이었습니다. 사회사업실(우리나라에서 종합병원은 환자와 가족들이 질병과 장애로 인해 경험하는 심리적·사회적 어려움, 경제적 부담감, 사회복귀 및 재활의 어려움을 해결하는 데 필요한 전문적인 상담서비스를 제공하기 위해 1인 이상의 사회복지사를 두고 사회사업실을 운영하도록 되어 있습니다)을 통해 도움을 드릴 방법이 없는지 상담 요청을 했지만, 변호사의 조력이 필요한 심각한 경우라는 답이 와서 저도 심한 무기력감을 느꼈던 경우입니다. 이처럼 가정사나 직무 스트레스 등으로 정신적 고통이 큰 경우에는 그 자체가 새로운 통증의 원인이 됩니다. 이럴 때 일반적인 약이 도움이 될 리가 만무하지만 3분 진료가 만연한 우리나라의 진료 환경에서는 설명은 멀고 클릭은 가까워 필요 없는 검사와 약이 추가되는 경우가 많습니다.

이런 분들에게 히포크라테스 선서의 "우선 해를 끼치지 않는다"는 조항은 지켜지기가 정말 어려운데, 문제가 해결되지 않을 것임을 인정하지 않는 현대 의료의 특징 때문입니다. 물론 해결을 강구하는 환자들의 요구가 있기 때문에 이런 현실이 지속됩니다. 그래서 신체화장애가 있는 환자의 허리 수술 협진 요청을 받고 제가 기록에 "이분은 수술을 해도 효과가 한정적일 가능성이 높으니 수술에 신중하십시오"라는 의견을 남겨도 결국 효과도 없는 수술, 재수술이 이어지는 일이 오늘도 반복됩니다.

불면과 우울이 섬유근통으로 이어진 26세 여성

"섬유근통은 언제 진단받으신 건가요?"

"스물두 살 때 본국에서 진단받았어요."

"약 드시면 좀 덜 아프신가요?"

"약을 안 먹으면 너무 아파요. 잠도 전혀 못 자고요. 그런데 한국에 오고 난 후 증상이 더 나빠졌어요. 진통제에 수면제도 따로 더 먹어야 해요."

"잠을 전혀 못 자요?"

"네. 어떤 날은 거의 꼬박 밤을 새우다가 새벽녘에 잠깐 잠들어요."

"무슨 일 하시지요?"

"영어학원 원어민 강사예요."

"일은 몇시부터 몇시까지 하세요?"

"아침 반 수업 있는 날은 오전 7시에 시작하고 고등학생 반은 대개 저녁 10시 넘어야 끝나요."

"환자분이 일로서가 아니라 개인적으로 대화를 할 상대가 한국에 있나요?"

"아니요. 없어요."

"운동은 하시나요?"

"한국 와서는 잘 못해요. 방도 좁고, 운동할 만한 장소가 없네요. 시간도 없고요."

이야기를 들어보고 진찰해본 결과 이 환자분에게 신체적으로 새로운 문제가 생긴 건 없었습니다. 다만, 이분도 일과를 조정해야 했습니다. 밤에 늦게 자고 아침에 일찍 일어나야 하는 근무 조건은 수면장애가 있는 환자분들이 적응하기 어렵습니다. 이분이 복용하는 약의 면면을 보니 약은 여기서 더 늘리면 안 되는 상황이었습니다. 수면제는 의존성이 생기기 때문에 장기 복용하면 안 된다고 말해줍니다. 잠이 안 오면 그냥 밤새운다 생각하고 버티는 게 낫다고 알려주며, 아침에 일찍 일어나야 하는 상황은 수면에 특히 더 악영향이 있을 수 있으니 아침에 할 일을 줄이길 권합니다. 아침 일찍 일어나야 하면 강박이 생겨 수면장애가 더 심해지기 쉽기 때문입니다.

약보다 더 필요한 건 운동입니다. 아침에 일어나 5분 정도라도 스트레칭 기본 동작을 하라고, 시간은 점차 늘리면 된다고 말해줍니다. 의자에 앉아서 할 수 있는 운동들도 있고 직장까지 도보로 걸리는 시간이 1시간 이내라면 걸어서 출퇴근할 수도 있습니다.

하지만 이번 진료에서 가장 눈여겨봐야 했던 점은 이 환자분이 진료시간 내내 눈물을 찍어냈다는 사실입니다. 이분은 외국인이었습니다. 원래 우울증, 섬유근통 같은 지병이 있었고, 환경에 변화를 주면 나아지지 않을까 하는 생각에 평소 자신이 좋아하던 K팝의 고향 한국으로 왔습니다. 하지만 한국은 이방인이 살아내기에 결코 녹록한 사회가 아니었습니다. 곁을 주지 않는 주변 사람들, 어른들 못지않게 서로에게 경쟁적이고 적대심을 보이는 아이들, 어디를 가도 어울리지 못하는 외톨이라는 느낌…… 정신적인 고통이 커지다보면 모르는 사람 앞에서 눈물을 보이는 것이 문화적으로 용인되지 않는 사회에서 온 사람이어도 이렇게 허물어집니다.

'섬유근통'은 신체화장애에 포함되는 문제 중 가장 널리 알려진 병명입니다. 3개월 이상 몸의 좌우와 상하체를 아우르는 광범위한 통증이 있으면서 18개의 기준 부위 중 11군데 이상에서 압통점이 나타나면 진단을 합니다. 쉽게 말하면 흔히들 '온몸이 아프다'고 표현하게 되는 건데요. 이것을 병으로 인정하지 않는 의사들도 있습니다. 이 병은 일반적인 검사에서는 어떤 이상도 발견되지 않고 심지어는 최첨단 뇌 영상 검사로도 일관성 있는 이상이 발견되지 않기 때문입니다. 영락없는 '꾀병'이지요. 하지만 의사가 진찰을 하며 환자에게 약한 자극만 주어도 환자는 쉽게 아픔을 호소하기 때문에, 대체로 섬유근통을 진단받는 환자들은 '통증에 민감하다'고 설명됩니다.

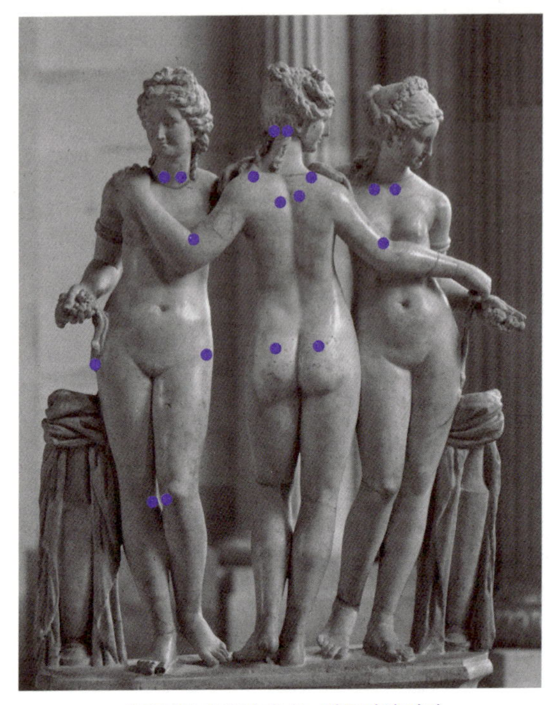

섬유근통에서 나타나는 압통점의 위치

　이 병은 불면증, 우울증과 명확한 연관이 있고 스트레스를 잘 해소하지 못하는 사람에게서 잘 생깁니다. 특히 남성보다 여성에게서 세배 정도 많이 발생합니다. 역시 약이 잘 안 듣기 때문에 진통제가 신중히 사용되어야 하는데, 이 병을 잘 이해하지 못하는 의사를 만나면 병세가 더 악화될 수 있습니다. 제가 경험한 환자들의 경우 거의 모두 경제적 어려움, 사회적 고립, 가족 간의 불화, 직장 내 괴롭힘 등 환경 요인이 있었습니다. 이 병은 류마티스 관절염과 같은 염증질환을 갖는 환자에게 동반되는 경우도 많아서, 의사가 약물 치료를 해도 환자가 계속 통증을 호소할 때 치료에 반응이 없다고 간주하고 강력한 약을 쓰다가는 효과는 없이 부작용만 생길 수도 있습니다.

한달 뒤 환자분이 다시 저를 찾았습니다. 크게 나아진 건 없지만 아침 일을 그만둔 후 그럭저럭 잠자는 건 좀 나아졌다 했고 더이상 울지도 않았습니다. 환자가 무너지기 직전이었던 지난 진료 때는 제가 생각만 하고 차마 하지 못했던 말을 건넵니다.

"한국은 섬유근통을 가진 분이 혼자 지내기에 좋은 환경은 아니에요. 이 병은 환자가 고립이 되면 더 나빠집니다. 가족이나 주변 사람들이 마음에 썩 들진 않더라도 이들과 짧은 대화, 하다못해 말다툼이라도 하는 관계가 있는 쪽이 나아요."

환자는 다행히 자신도 그런 생각을 했다고 하며 제 말에 동의해주었습니다. 이후 정말 귀국을 했는지 더이상 저를 찾지는 않았는데요. 그분이 때로는 사람에게 상처 입고 멍들어도 툭툭 털고 일어났으면, 그것이 존재의 본질이라는 걸 이해하고 살 수 있었으면 하는 바람입니다. 저는 이런 환자분들을 만나면 건강한 사람을 병들게 하는 사회의 문제에 대해 깊이 고민하게 되고, 이에 대해 제가 진료실에 앉아 할 수 있는 일이 별로 없다는 것에 좌절하기도 합니다.

제게는 '서열이 낮아' 학교 시절부터 오랜 기간 괴롭힘을 당한 딸이 있습니다. 이 아이는 나름 괴롭힘을 피해볼까 하고 부모의 만류를 무시하고 눈높이를 부모가 보기에는 어이없을 정도로 낮춰서 취업을 했습니다. 하지만 아이의 생각대로 "내가 이 정도 스펙을 가졌는데 설마 여기서는 나한테 함부로 못 하겠지" 하는 그런 일은 일어나지 않았습니다. 그리고 그런 수준의 직장에서 있게 마련인 상상을 초월하는 괴롭힘으로 딸은 당혹스러워했습니다. 노동청에 고발을 하겠다고 벼르기도 했는데, 글쎄요. 부모 입장에서는 노동 환경 개선에는 관심이 없고 '실업급여 부정 수급 적발'이라는 엄포를 놓으며 난리를 치던 윤석열 정권이 혹시 사업주에게 일부러 직장 내 괴롭힘으로 직장에서 직원을 나가게 해 실업급여 지급을 줄이라고 암묵적으로 꼬드기고 있는 건 아닐까 하는 말도 안 되는 망상까지 했었습니다. 집단자살로 비유되는 저출생의 문제는 비정규직, 살벌한 경쟁, 직장 내 괴롭힘으로 시달리는 이런 젊은이들의 고통을 우리 사회가 직시하지 않으면 결코 해결되지 않을 것입니다.

"저는 왜 이렇게 자주 깨는 걸까요?"
젊은이는 잠 못 이루고

"혈액 검사는 다 좋아요. 약을 좀 줄여볼까요?"
"선생님, 그런데 제가 혹시 약 때문에 못 자는 건가요?"
"아, 잠을 잘 못 주무세요?"

"네. 아침에 일어나도 잔 것 같지 않고 너무 피곤해요."

"몇시간 정도 주무시죠?"

"글쎄요. 밤 12시에 잠자리에 들고 아침 6시 좀 넘어 일어나니까, 그럭저럭 잠 시간이 부족한 건 아닌데, 자다가 여러번 깨요."

"화장실에 가는 것 때문이라면 약 먹는 시간을 아침으로 바꿔보면 좀 나을 수 있어요."

"아니 그런 건 아닌데 꿈을 많이 꾸고 꿈이 꼭 현실 같아요."

"잠자리에 누우면 잠은 바로 오나요?"

"아주 피곤할 때는 그럴 때도 있는데, 어떤 때는 피곤해도 잠이 바로 안 와요. 그리고 새벽같이 깨서 다시 못 자기도 하고요."

노인이 되면 새벽잠이 없어진다는 말처럼 저도 하절기만 되면 취침시간과 상관없이 정확히 4시 반에 눈을 뜨게 됩니다. 바쁜 일과를 소화하려면 정신이 맑아야 하므로 적절한 수면시간을 확보하는 게 중요하기 때문에 여름철에는 저녁 일정을 거의 만들지 않고 되도록 9시 전에 자면서 수면 부족이 되지 않도록 노력하는데요. 물론 젊은 시절에는 늦잠을 자느라 낭패를 본 일도 많고 피곤하면 누가 업어가도 모르게 깊이 자는 편이었습니다. 그런데 요즘은 수면 부족에 시달리는 우리 젊은이들이 많은 것 같습니다.

2030 직장인을 대상으로 시행된 한 조사에서 절반 이상이 수면시간이 부족하다고 답을 하고 가장 흔한 취침시간이 새벽 1시로 조사

된 일이 있습니다.[11] 딱히 아이가 태어나거나 밤 근무를 하는 등의 불면증 유발 요인이 있는 것도 아닌데 그렇습니다. 실제로 제가 진료하는 젊은 환자들에게 물어보아도 잠을 잘 못 잔다고 하는 사람이 상당히 많습니다. 그런데 젊은이들의 불면증을 살피다보면 이게 최근에 생긴 일은 아닌 것 같다는 생각을 합니다. 오늘의 젊은이들은 대학 입학시험을 준비하기 위해 초등학생 시절부터 수면시간을 줄입니다. 고교 시절에는 새벽까지 깨어 있고 잠은 낮에 학교에서 자는 일이 흔합니다. 저는 의과대학 신입생들의 키가 되레 작아진 것 같다는 느낌인데, 이것이 어린 시절의 수면 부족의 결과가 아닌가 생각되어 안쓰럽기도 합니다. 그런 청소년기 수면 패턴이 그대로 성인이 되면서 고착된 것이 아닐까 생각해봅니다.

불면증은 잠을 들기 어려운 경우, 잠든 후에도 여러번 깨는 경우, 너무 일찍 잠에서 깨고 다시 잠들지 못하는 경우 모두 포함합니다. 시간적으로는 6시간 이상 못 자는 경우로 정의되기도 합니다.[12] 불면증이 아니더라도 일반적으로 한국인은 얼마나 잠을 자는 것일까요? OECD의 2015년 발표에 따르면 한국인은 평균 수면시간이 7시간 49분으로, OECD 평균인 8시간 22분보다 30여분 적었으며, 조사 대상인 18개국의 평균 수면시간 중 최하위를 차지했습니다. 성인 경제활동인구만을 대상으로 한 한국갤럽 조사에서는 평균 수면시간이 6시간 53분으로 권장 수면시간인 7~9시간에 못 미치는 것으로 나타났습니다. 모든 생애 주기에서 수면시간이 다른 국가 국민들에 비해

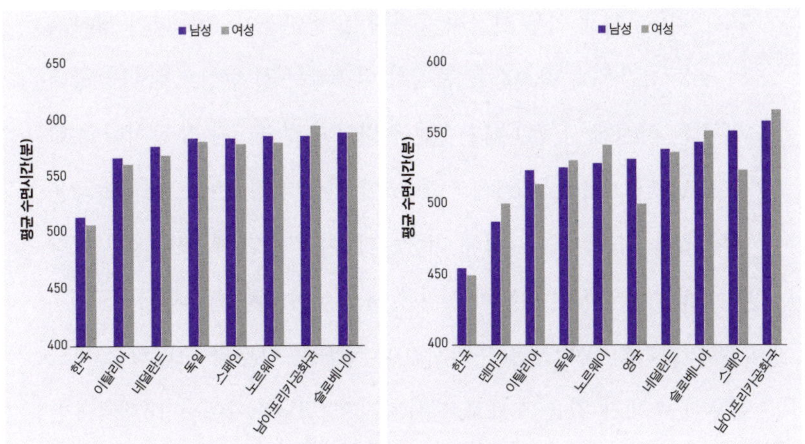

청소년 수면시간의 국가별 비교
(왼쪽: 10~14세 초기 청소년기, 오른쪽: 15~19세 후기 청소년기)

짧아서 평균 20분 정도를 적게 자는 것으로 나타났지만, 청소년의 경우는 결과가 더 참혹합니다. 다른 나라들에 비해서 수면시간이 초기 청소년기에는 남녀 각 최소 51분, 52분이 적으며, 후기 청소년기에는 남녀 각 최대 103분, 118분가량 적은 것으로 조사되고 있습니다.[13]

일상생활에서의 시간균형과 웰빙의 관계를 밝힌 시간균형 삼각형 모델을 적용해서 수면시간의 차이가 하루 전반의 시간 구조, 혹은 노동, 여가 등 삶의 다른 주요한 행동 영역과 어떻게 맞물려 있는지 분석한 결과 한국의 청소년들은 비교국의 청소년들에 비해 수면을 제외한 나머지 시간의 배분도 학업과 같은 의무 활동에 치우쳐 있었습니다. 이런 패턴은 청년기에는 비교국들에 비해 긴 노동시간과 출퇴

근시간으로 인해 의무 시간이 증가하고, 청년들이 그에 따라 짧아지는 자유 시간을 수면시간을 줄여서 벌충하는(?) 양상으로 나타납니다. 젊은 시절에 고착된 생활습관은 변하지 않습니다. 노동이나 출퇴근으로부터 자유로운 65세 이후 노년 인구의 경우에도 대한민국은 제일 잠을 적게 자는 나라에 머뭅니다. 이런 수면 부족이 정신 건강에 미치는 악영향에 대해서는 뒤에 다시 이야기하겠습니다.

우리나라의 국민들은 수면시간이 적을 뿐 아니라 수면의 질에도 심대한 문제가 있을 것으로 생각됩니다. 필립스사에서 13개국 1만 3000명의 성인을 대상으로 시행한 연구에 따르면, 수면의 질에 만족한다고 응답한 사람이 평균 55퍼센트였던 데 반해 우리나라에서는 41퍼센트에 지나지 않았습니다.[14] 수면을 도와주는 보조식품, 침구 등 수면 상품의 판매는 10년 사이에 6배가 늘면서 한국수면산업협회가 생기고 슬리포노믹스Sleeponomics라는 말까지 생겨났습니다.[15] 20대 불면증 환자의 수는 2017년 1만 8070명에서 2021년 2만 4273명으로 34퍼센트 늘어 전체 평균보다 더 빠르게 증가했습니다. 수면제인 졸피뎀류 처방량도 2019년에서 2021년까지 불과 2년 사이 10퍼센트 가까이 늘었습니다.[16]

워낙 불면 인구가 많다보니 잠을 잘 자기 위한 여러가지 방법들이 알려져 있습니다. 취침 전 술과 카페인 음료를 마시지 않는다든지 컴퓨터나 스마트폰을 사용하지 않는 것과 같은 상식적인 원칙들인데요. 노르웨이의 청년 4만 5202명을 대상으로 시행된 연구에서 잠자리에서 스마트폰을 1시간 사용하는 경우 불면증의 위험이 59퍼센트 높아지고 수면시간은 24분 감소하는 것으로 보고되었습니다. 소셜미디어의 사용이 불면증의 위험을 더 높이지는 않더라도 화면을 보는 것 자체가 불면증의 위험 요인이 되는 것을 확인할 수 있었습니다.[17]

젊은이들의 불면증 역시 긴 노동시간, 직무 스트레스와 밀접한 연관이 있습니다. 이들이 청소년 시기부터 '경쟁'을 위해 잠을 줄이는 생활을 당연하게 받아들여온 면도 있고 그것이 성인기에도 같은 패턴으로 반복될 수 있습니다. 그런데 잠을 잘 자는 건 건강을 위해 정말 중요합니다. 자연계 먹이사슬의 가장 아래에 있는 약한 동물들도 잡아먹힐 위험을 무릅쓰고 잠을 잡니다. 잠은 진화 과정에서 모든 생명체들이 생명과 맞바꿀 위험을 무릅쓰면서도 없애지 못한, 생명 현상에 필수적인 생체 반응이라 할 수 있습니다. 수면에 대해 연구하는 학자들은 잠을 없앨 수 있는 다양한 방법을 고심했지만 대부분 실패했고, 쥐들이 눈을 뜬 채 움직이고는 있으나 뇌파는 수면형으로 나타난다는 결과만을 얻기도 했습니다.

아직까지도 왜 생명체가 잠을 자야 하는지는 정확히 밝혀지지 않았으나 제대로 수면을 취하지 못하는 경우에 오는 많은 문제들은 잘 알려져 있습니다. 우선 기분이 엉망이 되기 쉬운데, 부정적 사고, 공격성, 충동성, 불안 정서 모두 불면증과 강한 상관관계를 가집니다.[18] 기억력이 나빠지고 인지 능력이 저하되는 것도 흔히 관찰되는데, 잠은 우리의 뇌가 기억을 공고하게 다지도록 해주는 역할을 하기 때문입니다. 우울증과 불면증은 '닭이 먼저인지 알이 먼저인지'라는 따지기 어려운 질문만큼 서로 밀접한 연관을 가집니다. 불면증은 또한 다양한 신체질환으로 이어지는데, 고혈압은 54퍼센트, 당뇨병은 63퍼센트 증가시킵니다. 또한 면역 기능을 저하시키기 때문에 불면증 환자가 세균 감염에 취약해지고 심지어는 암 발생 가능성까지 높아진다고 하지요. 만성 불면증 환자의 수명이 짧아지는 이유입니다. 우리가 자는 동안 뇌에서는 하루 사이에 쌓인 노폐물을 제거하는 일이 일어납니다. 잠을 잘 못 자는 경우 치매의 위험이 높아지는 것은 알츠하이머병에서 뇌에 베타아밀로이드beta-amyloid(비정상적으로 뭉칠 경우 신경세포의 신호전달 시스템을 파괴하는 단백질로, 우리가 수면을 취하는 동안 제거됩니다)가 축적되는 현상이 관찰되는 것과 연관시켜보면 쉽게 이해가 갑니다. 수면제를 복용하고 인위적으로 잠을 청하는 경우 뇌가 노폐물 제거 기능을 제대로 발휘하지 못하기 때문에 건강한 수면이 이루어지지 않는 것이고요.

저도 아이를 출산하고 불면증 때문에 고생을 한 일이 있는데 낮에 일을 해야 하는 입장이어서 많이 힘들었습니다. 그때 생긴 불면증이 꽤 오래갔고(여성은 불면증이 시작되는 것이 출산 이후인 경우가 많고 아이가 자라서 더이상 밤에 자주 깨지 않아도 불면증은 남는 일도 많습니다) 습관성이 생길 것을 걱정할 만큼 안정제를 복용한 일도 있었습니다. 치유법은 달리 없더군요. 수면시간을 충분히 확보해서 '내일 일찍 일어나야 하는데 어떻게 하지' 하는 걱정이 생기지 않게 하는 것, 일을 줄이고 스케줄을 유동성 있게 조정해서 하룻밤 잠을 좀 못 자도 그리 노심초사하지 않는 것, 그리고 가능한 한 하루 일정을 늦게 시작하고 일찍 끝내는 것, 이런 정도였습니다. 젊은이들에게는 가능하지 않은 말만 제가 하고 있지요. 다 일 적게 하라는 소리니까요. 저도 이게 가능해진 것이 얼마 되지 않습니다.

가장 효과가 있는 방법 중 하나가 수면 단축법입니다. 치료법이라기보다는 고문에 가까운 방법이기는 한데, 불면증으로 고생하는 많은 분들이 '내가 이렇게 잠을 못 자면 내일 일은 어떻게 하나' 하는 걱정이 가득해져서 더 잠을 못 이루게 되는 경우가 많습니다. 참으로 묘한 것이, 잠은 잘 자겠다고 마음먹으면 더 달아나는 성질이 있습니다. 그러다보면 이분들로서는 침실이 휴식의 공간이 아니라 불면으로 괴로워하는 공간으로 탈바꿈하는 일이 생깁니다. 침실에 들어가면 조건반사처럼 불면이 연상되는 지경이 되는 거죠. 그래서 불면증으로 고생하는 시기에는 아예 수면시간을 3~4시간 정도로 줄여놓고 잠이 안 오면 신경을 거슬리지 않는 일(독서가 가장 효과적입니다)을 하며 버티는 것이 잠을 부르는 가장 효과적인 방법이 됩니다. 그런데 지금의 노동 환경에서 이 역시 쉬운 일은 아닐 것 같습니다.

수면장애를 사회 질환으로 보고 적극적으로 대처해야 한다고 믿는 입장에서는 이런 뻔한 소리라도 계속 하면서 조금씩 공감을 얻고 싶습니다만, 사람을 갈아 넣음으로써 불면증이 생기게 하는 사회여야 이득을 보는, 이미 3조원에 이르는 수면 보조용품 시장의 영향력 또한 무시할 수 없을 것 같네요.

수면제의 장기 복용이 가져오는 문제들 역시 만만치 않습니다. 많은 역학 연구들에서 수면제 복용은 치매의 위험과 연관이 됩니다. 또한 이를 매일 복용하는 사람들은 내성이 생겨서 점점 그 용량을 늘려야 할 뿐 아니라 불면증을 유발하는 주위 환경이 호전되어도 수면제 없이는 잠을 못 이루는 상태에까지 이르게 됩니다.

이렇게 보면 지금 우리의 생활 방식이 얼마나 건강을 해치는 것인지 알 수 있습니다. 행복과 건강은 그리 먼 곳에 있지 않습니다. 우리 모두 충분히 자야 합니다!

"나한테 왜 이래?"
못된 건지 아픈 건지 분간할 수 없는 34세 남성

"야! 너 혼 좀 나볼래?"
"환자분, 기다리셔야 한다니까요?"
"사람이 죽겠는데 어떻게 기다리라고? 내가 이 병원 한두해 왔어?"

오늘도 진료가 어려울 정도로 바깥이 시끄럽습니다. 예약도 안 하고 급하다고 무작정 온 분이 진료를 빨리 받게 해달라며 독촉을 하고 있습니다. 간호사들이 알아듣게 설명해도 잘 해결되지 않습니다. 그런데 이 정도가 되면 의료진은 '아, 또……' 하고 속으로 혀를 차면서도 어떻게든 시끄럽지 않게 새치기 진료를 넣어주려 합니다. 물론 기다리는 다른 환자들에게 피해가 가는 일입니다.

대한민국의 대학병원 진료실은 아수라장입니다. 지금은 많이 나아지긴 했지만, 제가 수련을 받던 시절에는 병원 왔다가 병이 더 생긴다는 말이 과언이 아닐 정도로 환자들이 대학병원에서 진료를 받는 건 한바탕 전쟁을 치르는 일에 가까웠습니다. 가끔 진료실에서 교수님 진료를 참관하면서 저 자신이 숨을 멈춰야 할 정도로 의사로부터 환자에게 심한 말이 나가는 걸 들은 일마저 있고 그럴 때마다 환자들이 별 항의조차 없이 묵묵히 받아들이는 것을 의아하게 생각한 일도 있습니다. 그만큼 일류 대학병원의 권위는 하늘 높은 줄 몰랐습니다.

1990년대 말에 두개의 재벌 병원이 생기면서 분위기는 조금 달라집니다. 이들 병원은 환자를 '고객'이라 부르기 시작하면서 대한민국의 병원 시스템을 순식간에 바꿔놓습니다. 이제 환자들은 더이상 진료비를 지불하기 위해 하염없이 줄을 서지 않아도 됩니다. 마음에 들지 않는 일이 생기면 '고객지원센터'에 가서 따지고 민원을 넣기도 하면서 화풀이할 수도 있습니다. 제가 근무하는 정도의 '비非빅5' 대학병원에서는 앞의 환자처럼 진료 새치기를 하려고 진료실 앞에서 고성을 지르며 불만을 표출하는 사람들이 아직도 가끔은 보입니다.

저는 제 진료실 안에서 불만을 느끼고 나가는 환자를 가급적 안 만들려고 노력하는데, 그러려면 절대적으로 진료시간이 길어야 합니다. 지금처럼 환자 머릿수로 자신의 존재를 증명하라는 대학병원의 시스템에서는 결코 쉽지 않은 일이지만, 의사와 환자가 서로 얼굴을 붉힐 상황이 생기면 저도 사람인지라 기분이 좋지 않기 때문에 어떻게든 오해가 있으면 풀어보려고는 합니다. 그런데 가끔 당치도 않은 일로 고성을 지르는 사람들이 있습니다. 한번이면 그럴 수도 있다 하겠는데 진료를 받으러 올 때마다 고성을 질러대는 분들은 의사인 제 입장에서는 참으로 곤란합니다. 진료실 안까지 시끄러워져서 제가 진료하기가 어려울 뿐 아니라 다른 대기 환자들도 힘들어합니다.

제 경험상 고성을 지르는 사람은 대개 중년 남성입니다. 환자 본인보다는 환자를 대동한 가족인 경우가 많습니다. 그런데 특이하게도 올 때마다 진료실 밖에서 큰 소리를 내는 젊은 남성이 있었습니다. 불만의 이유도 딱히 납득이 가는 건 아닙니다. 그중 하나는, 자기는 아파 죽겠는데 병원에서 진료를 빨리 안 봐준다는 것이죠. (예약도 안 하고 당일 진료를 받으려면 자신이 다른 예약 환자들을 부당하게 밀쳐내기로 작정하지 않는 한 기다리는 건 당연하지 않을까요.) 또 다르게는, 약을 잃어버려서 다시 처방을 받아야 하는데 왜 비급여로 해야 하냐는 것이고요. (우리나라의 건강보험은 개인의 부주의에 대해서는 인정해주지 않습니다.) 이도 저도 아니면, 네 태도가 그게 뭐냐는 겁니다. (아, 어찌해야 할까요.) 제가 한 일에 대한 오해로 인한 것이라면 가능한 한 제가 풀 수 있겠지만 이런 경우들은 정말 난감하기 이를 데 없습니다.

제가 참지 못하는 상황은 이런 불합리한 이유로 힘없는 어린 진료 보조원이나 간호사가 폭언을 듣고 폭행을 당하는 경우인데, 놀랍게도 병원에서는 병원 종사자들에게 이런 경우에 대응하는 방법을 제대로 가르쳐주지 않습니다. 병원에서 제일 힘없는 사람들에게 저렇게 하는 사람들은 한편으로는 본인이 사회에서 받은 대접을 그대로 투영하는 것이기 때문에 저는 쓸쓸한 마음을 금할 수 없습니다. 밖에서는 고성을 지르다가도 진료실로 들어오면 조용해지는 경우가 대부분인데, 이 젊은 남성은 가끔은 제게도 목소리를 높입니다.

"아니, 왜 주사하는 방법을 안 가르쳐주는 거예요?"
"왜 이 병원은 전화가 안 되는 거예요?"
"왜 예약을 했는데 20분이나 기다려야 하는 거예요?"

일일이 대응하면 또 골치가 아파지니 짧게 '그러셨어요? 불편하셨겠네요' 하고 넘어갑니다.

어느날 60대로 보이는 남자분이 환자와 같이 왔습니다. 아버지인 듯한데 진료실 안에서 말 한마디 못하면서 아들 눈치만 봅니다. 그 모습이 너무 안 되어서 "아버님도 정말 힘드시겠네요." 한마디 위로 아닌 위로를 건네자 이 아버지가 울상이 됩니다. 얼마 후 아버지가 환자 대신 제게 진료를 예약하고 오십니다. 대신 진료받고 약을 받으러 오셨다고 하는데, 사실은 하소연을 하러 오신 것입니다. 지난 진료 때 제가 건넨 "아버님도 정말 힘드시겠네요"라는 한마디가 변변치 않은 구명 밧줄이라도 되는 것처럼 생각하시는 것 같습니다. 예상되었지만, 아들이 병원에서 하는 행동은 집에서 하는 행동에 비하면 아주 얌전한 편인데요. 당신은 은퇴를 했지만 부모로부터 독립하지 못한 아들을 부양하기 위해 아버지는 다시 경비 일로 생활비를 벌고 계셨습니다. 제가 할 수 있는 일이라고는 그냥 이야기를 들어드리는 것뿐입니다.

몇달 후 아버지가 또 대신 진료를 받으러 와서 약을 달라 합니다. 아들이 다쳐서 못 왔다고 합니다. 사고라도 당했냐는 제 질문에, "네, 좀" 하고 말을 흐립니다. 아드님이 많이 다치신 거냐고 제가 재차 물어보니, 아버지는 또 "네, 좀" 하며 말을 흐립니다. 느낌이 안 좋습니다. "고생이 많으시네요." 전 더 물을까 하다가 이렇게 한마디하고 그냥 지나갑니다. 그런데 이 한마디에 갑자기 아버지의 말문이 터집니다. 아버지로서는 아들 흉이 될까봐 그동안 하지 못했던 말들이 쏟아져 나옵니다. 저는 목 밑까지 올라온 '정신건강의학과 상담은 해보셨냐?'는 말을 삼키고 맙니다. 아직까지 우리나라에서 이 말을 모욕으로 받아들이는 사람들이 있기 때문에 조심스럽습니다.

정상과 비정상의 경계가 가장 모호한 영역이 정신질환입니다. 의사들끼리 하는 농담이 있는데, 정신질환 분류의 교과서인 『정신질환 진단 및 통계 편람』*Diagnostic and Statistical Manual of Mental Disorders, DSM*을 읽어보면 다 내 이야기 같다'는 것입니다. 사정이 이렇다보니 정신질환이 급증하는 현 상황이 정말 질환이 늘어서인지 병원을 찾는 사람이 많아져서인지 쉽게 판단하기 어렵습니다.

겉으로는 멀쩡해 보이는데 진단을 받아 오래 약을 먹고 있는 환자가 있는가 하면, 주변인들을 괴롭히고 문제 행동을 보이지만 병원에 가는 건 한사코 거부하는 사람들도 많습니다. 정말 심각한 문제를 일으킨 사람 중에는 자신에게 문제가 있다는 것을 끝까지 부인하는 사람들도 적지 않습니다.

반면 자신이 정상이라고 판단하는 기준에서 아이가 조금이라도 어긋나면 병이라고 생각하고 아이를 끌고 정신건강의학과를 찾는 부모도 있습니다. 주의력결핍과잉행동장애*attention deficit hyperactivity disorder, ADHD*가 대표적인 예입니다. 원래 아이들은 오래 집중하지 못하는 것이 특징이고 여느 아이들에 비해 좀더 산만한 애들은 항상 있어왔습니다. 그런데 경쟁이 날로 치열해지면서 이런 산만함이 학업에 영향을 미친다고 하는 걱정이 부모들에게 생깁니다. 더군다나 아이들이 학교에 들어가기 전부터 부모들이 조기 교육으로 아이들을 잡는 우리나라 사회에서는 아이들이 잠시라도 한눈을 팔면 바로 낙오된다는 초조함이 부모들을 지배하고 있습니다. 최근 ADHD 치료제 콘서타가 '공부 잘하는 약'으로 소문이 나면서 품귀 사태를 빚은 것은 이런 세태를 반영하는 대표적인 예입니다. 부모들이 자신의 기준으로 아이의 행복을 가늠한 후 기꺼이 아이를 환자로 만드는 웃지 못할 현실인 것이죠.

ADHD 진료자 수는 2019년 7만 2452명에서 2023년 20만 1251명으로 4년 새 세배 가까이 증가했는데, 이렇게 된 것은 아이뿐 아니라 성인 환자 수가 폭증한 데 원인이 있습니다.[19] 정신질환에 대한 대중적 인식이 확산된 면도 있지만, 이상과 정상의 구분이 매우 모호한 정신질환의 성격 탓에 환자의 범위가 매우 넓어질 수 있기 때문이기도 합니다.

몇해가 지나고 이 환자분은 40세가 되었습니다. 다행히도 이제는 공격성이 많이 줄어들어 병원에서 더이상 폭언, 폭행은 하지 않습니다. 안타깝게도 아버지는 저와 상담을 하고 얼마 있다가 돌아가셨습니다. 이 환자분이 조금 더 사회에 순응하게 된 것이 아버지의 죽음에 영향을 받은 것인지는 잘 모르겠습니다.

미래세대의 정신 건강이 위협받고 있다

젊은 세대의 정신 건강에 대해 좀더 살펴보겠습니다. 젊은이들의 정신 건강에 적신호가 켜졌다는 것은 굳이 국내 우울증 환자의 35.9퍼센트가 2030 젊은이라는 2022년 건강보험심사평가원의 통계를 인용하지 않아도 진료실에 앉아 있으면 하루하루가 다르게 체감하게 됩니다. 요즘은 아예 젊은 환자 중에서 객관적인 염증 정도에 비해 상태가 좋지 않은 경우 불안, 우울, 불면 세가지를 반드시 물어보는데, 세가지 중 하나는 대부분이 가지고 있고 셋 다 가지고 있는 사람들도 많습니다. 저는 정신건강의학과 의사가 아님에도 이제는 환자의 흔들리는 시선, 초초해하는 몸가짐만 보고도 알 수 있는 지경이 되었습니다.

정신질환 중 중증에 속하는 양대 진단이 조현병과 양극성 장애입니다. 조현병은 사고와 인지에 심각한 장애가 생기고 망상, 환각, 환청 등의 증상이 나타나는 질환이고, 양극성 장애는 기분이 극단적으로 상승·하강하는 조증과 울증 시기가 번갈아 나타나는 질환이라고 통상 이해되고 있습니다. 현실 괴리나 일상생활의 어려움 등을 기준으로 하면 아무래도 조현병이 중증도가 더 높습니다. 놀라운 것은 가장 중증도가 높은 조현병의 경우에도 국가에 따라 환자들이 경험하는 증상이 다르다는 것입니다. 현대 기술문명의 영향을 상대적으로 덜 받은 아프리카의 환자들에 비해 영미권 환자들의 환청은 폭력성을 띠는 경우가 더 많습니다.

최근 양극성 장애의 폭증이 보고되고 있는데, 1990년에 비해 2019년에 60퍼센트에 육박하는 증가율을 보입니다.[20] 조현병의 증가는 같은 기간 그렇게 현저하지 않기 때문에 단순히 진단 방법이 발전했다는 것만으로는 설명이 되지 않습니다. 양극성 장애 환자들 중 병세가 심하지 않았던 사람들은 사회가 지금보다 느슨했던 시기에는 그런대로 사회의 일원으로 살아가는 데 별문제가 없었다고 해석할 수 있는데요.

정신질환은 어떤 질환보다도 유전 성향이 강한 병입니다. 흔히 얘기되는 '부모가 잘못 키워서 그렇다'는 통념은 잘못된 것입니다. 그러나 이 병은 동시에 환경의 영향을 매우 예민하게 받기도 합니다. 한데 양극성 장애 유발 및 악화 요인에 관한 많은 연구가 내인적 요소들(유전, 가정 환경, 증상 발현 양상)에 국한되어 이루어지고 있고, 외인적 요소, 즉 변화하는 사회의 영향에 대한 연구는 잘 보고되지 않고 있습니다. 양극성 장애가 가장 증가한 지역이 그린란드인데, 이 같은 외인적 요소의 영향을 시사해주는 듯합니다. 300년간의 식민지 생활과 문화충돌에 더해 최근의 미국 트럼프 대통령의 폭거에서 볼 수 있듯이 기후 온난화에 따른 강국들의 자원 강탈 야욕이 겹치면서 작지 않은 사회갈등이 벌어지고 있어서가 아닌가 짐작합니다.

많은 학자들이 환경의 변화 중에서 스마트폰 사용에 의한 정보의 과잉을 정신질환의 폭증을 불러일으키는 주요한 원인의 하나로 지목합니다. 저는 오래전부터 뜬금없이 2012년에 세계가 멸망한다고 했던 마야력이 맞았던 게 아닌가 생각해왔는데, 이 생각이 전혀 근거가 없지는 않다는 것은 2001년에서 2020년까지 10대 소녀들의 자살 및 자해로 인한 응급실 방문 빈도를 보여주는 데이터 때문입니다.[21]

이는 미국의 데이터이지만 영어권과 비영어권 모두 같은 양상을 보입니다. 그림을 보면 갑자기 증가가 일어나는 해가 2012년인 것을

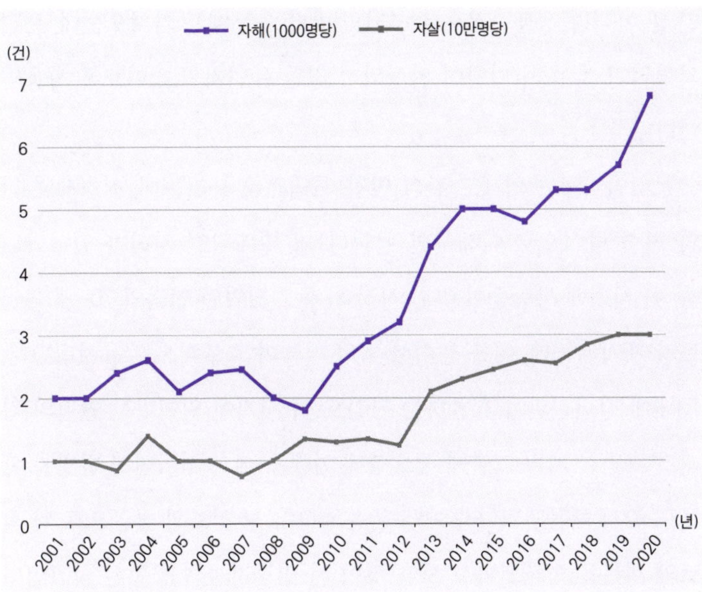

2001~20년 미국 10대 여성 청소년들의 자살, 자해로 인한 응급실 방문 건수

알 수 있습니다. 스마트폰과 소셜네트워크서비스[SNS]가 2000년대 중후반 출시되어 2010년대부터 본격적으로 대중화되었다는 점을 떠올려보면, 2012년부터 자살 및 자해가 급증한 사실은 의미심장하게 보입니다.

스마트폰 사용과 정신질환이 연관이 있다는 것은 세계 각지에서 보고되고 있습니다. 스마트폰 사용 시간은 자해 및 자살 성향과 비례하고 이의 장시간 사용은 수면장애와 인지 저하를 가져올 뿐 아니라 대인관계에도 부정적인 영향을 미칩니다. 이런 표면적인 영향을 보일 뿐 아니라 생물학적으로도 뇌의 발달에 문제를 가져오는데, 특히 치명적인 것이 뇌 발달이 완성되기 전인 유년기의 스마트폰 사용입니다.

청소년기에는 뇌세포 간의 연접(시냅스라 불리는데, 신경세포 간의 연결 방식으로 이해하면 됩니다)의 대대적인 정리가 일어납니다. 이 시기에 사람들이 어린 시절 가지고 있었던 연접의 70~80퍼센트가 제거되는데, 이를 통해서 뇌의 기능이 효율적으로 유지됩니다. 10대에 정신질환이 호발하는 원인도 이 시기에 일어나는 연접의 정리가 그만큼 뇌의 기능에 중요한데 이에 문제가 생기면서 발병할 확률도 높기 때문입니다. 스마트폰은 끊임없는 정보의 공급으로 뇌 회로의 정돈을 방해한다고 보는 것이 뇌 연구자들의 공통된 의견입니다. 여기에 뇌 회로의 정리를 강력하게 방해하는 또다른 인자인 '수면 부족'까지 겹치게 되면 위험이 얼마나 늘어날지는 어렵지 않게 상상할 수 있습니다.

『불안 세대』(이충호 옮김, 웅진지식하우스 2024)의 저자 조너선 하이트 Jonathan Haidt는 어린이들은 절대로 스마트폰을 사용해서는 안 되며 어린 나이에 스마트폰을 쓰는 아이가 주변에 있으면 부모들이 연합하여 그 아이의 부모에게 압력을 행사해서 아이가 이를 하지 못하게 하는 등의 과감한 조치를 취해야 아이들의 정신 건강을 지킬 수 있다고 주장합니다. 이렇게 빅테크가 계속 스마트폰을 보도록 유도하는 프로그램을 만드는 것을 중독 비즈니스, 도파민 비즈니스라고도 부르는데, 2023년 10월 미국의 41개 주는 메타(페이스북·인스타그램 운영사)의 SNS 알고리즘이 중독을 부추겨 미성년자의 정신 건강에 피해를 주었다는 이유로 법원에 메타를 제소했습니다. 2026년 3월 25일 미국 캘리포니아주 로스앤젤레스 배심원단은 어느 20세 여성이 메타와 유튜브를 상대로 제기한 소송에서 메타와 유튜브가 청소년에게 유해한 SNS 플랫폼 환경을 의도적으로 구축해 이 여성의 정신 건강을 해쳤다고 판단하고 승소 평결을 내리기도 했습니다. 유럽의회는 무한 스크롤 같은 중독성 강한 디자인을 규제하는 입법을 계획하고 있습니다. 대만은 2세 이하 영아한테 스마트폰을 보여주는 이에게 벌금을 물리기도 합니다.[22]

수면 부족의 문제도 아무리 강조할지언정 지나침이 없는 것 같습니다. 스마트폰의 사용과 함께 잠이 부족해지고 정신 건강이 나빠지는 악순환 고리가 이미 생성되어 있기 때문입니다. 이렇게 문제를 크게 바라보면 한국사회 젊은이들의 건강 역시 사회문제임을 알 수 있습니다. 우리나라는 스마트폰 사용을 많이 하는 나라일까요? 놀랄 것도 없이 세계 1위입니다. 스마트폰을 소유하고 사용하는 국민의 비율을 살폈을 때 대한민국은 95퍼센트로 압도적인 1위입니다. 2위와 3위 국가들(네덜란드 87퍼센트, 스웨덴 86퍼센트)과 비교했을 때 거의 10퍼센트포인트 더 높습니다.[23] 국민들의 스마트폰 중독 위험이 높은 나라로 분류되기도 하는데, 스마트폰 사용 시간 기준으로는 다행히 1위가 아니고 통계에 따라 세계 5위라는 데이터도 있으며,[24]

9위 정도인 데이터도 있습니다(2023년 기준 1위 인도네시아 6.05시간, 9위 한국 4.51시간). 스마트폰 사용 시간은 유럽 국가들(프랑스 3.61시간, 독일 3.42시간 등 대부분의 유럽 국가는 4시간 이하입니다)보다 길고 일본(3.77시간)보다도 더 깁니다.[25] 물론 20대의 사용 시간이 제일 깁니다.

그런데 우리나라 사람들은 왜 이렇게 스마트폰을 많이 사용하는 걸까요? 질문을 이처럼 던져보면 또 명쾌한 답이 궁해집니다. 저는 개인적으로 스크린타임을 1일 30분을 넘기지 않으려고 노력하는 편이지만 쇼트폼 영상은 정말 중독성이 강해서 한자리에서 1시간을 보게 되더군요. 개인적으로 제일 보기 싫은 모습이 밥 먹으면서 손가락을 꼼지락거리며 스마트폰을 보는 것인데, 그 정도를 넘어, 특히 아빠라는 사람이 가족하고 식당에서 밥 먹으면서 어린아이들 앞에서 한 손으로 스마트폰을 조작하는 모습을 보고 있자면 사정이야 다 있겠지만 눈살이 찌푸려지는 건 어쩔 수 없습니다. 저는 밥 한끼도 맘 놓고 못 먹는 그런 사람들을 보면서 '불안'이라는 시대 정서를 읽습니다. 서푼어치 가치도 없을망정 뭔가 새로운 것을 항상 주입하겠다는 강박 심리 같은 게 읽히는데, 물론 제 억측일 수는 있습니다.

고립과 외로움이 건강에 미치는 영향

이렇게 밥을 먹으면서 가족과도 장벽을 치는 세태는 자연스럽게 개인의 고립과 외로움으로 이어집니다. 가뜩이나 1인 가구가 폭증하고 있지만 가족을 이룬 이들이라고 해서 고립 상태를 면할 수 있는 건 아닐 듯합니다. 이 문제에 가장 먼저 관심을 가진 국가는 영국입니다. 영국은 2018년 내각에 고독부Ministry for Loneliness를 신설하는 한편 고독에 대처하는 네트워크를 형성하고 지역사회가 주민들의 고독 문제를 들여다볼 수 있도록 자금을 조성하는 등 적극적인 대처를 하고 있습니다. 물론 처음에 '고독부'라는 말이 나왔을 때 많은 국가에서 농담이라고 생각했는데 지금은 누구도 그렇게 생각하지 않습니다.

인간은 사회적인 동물입니다. 그러므로 사회적 연대의 단절은 많은 건강 문제를 불러옵니다. 청소년기에 외로움을 겪는 학생은 수면 장애와 우울증이 생길 위험이 높아집니다.[26] 성인기의 외로움은 인지 저하와 치매 가능성 및 사망률을 높이게 됩니다. 그뿐만 아니라 심장질환, 뇌졸중, 2형 당뇨병과도 연관이 됩니다. 영국에서는 인구의 7퍼센트, 약 310만명이 항상 외로움을 느끼는 '만성 고독' 인구로 조사되었고 전혀 외로움을 느끼지 않는 인구는 20퍼센트에 지나지 않았습니다.[27]

외로움 문제와 관련된 우리나라의 전반적인 현실이 어떤지는 구체적인 데이터가 없어 우리 모두 짐작을 할 뿐이었지만, 다행히 최근 이 문제에 대해 정부가 관심을 가지기 시작하면서 그 실태가 드러나고 있습니다. 주로 외신에 우리나라가 '많은 사람이 고독사하는 나라'로 알려지면서 고독사 방지 차원에서 관심이 집중되고는 있지만 젊은이들의 외로움 문제 역시 매우 중대합니다. 젊은이들의 외로움을 방치한 결과가 중년의 고독사일 터이니까요.

얼마 전 라이프플러스 펨테크연구소에서 발표한 '2539 남녀들의 외로움 및 관계 맺기 인식 조사 리포트'에 의하면,[28] 서울·수도권에 거주 중인 미혼 독신 남녀 총 1000명을 대상으로 실시된 설문조사 결과 전체 응답자 10명 중 7명은 현재 외로움을 느끼고 있다고 응답했습니다. 외롭지 않다고 답했지만 외로움의 징후를 가지는 사람도 많아 외로워도 외로운 줄 모르는 사람들이 다수 존재하는 것으로 분석되었습니다. 외로움을 해소하기 위한 방법으로는 유튜브나 온라인동영상서비스OTT 시청이 가장 많이 꼽혔는데,[29] 여기에서 다시 스마트폰과 정신 건강의 연결고리가 또 하나 드러납니다. 외로움 해소 방안이 오히려 외로움을 더 악화시켜서 악순환의 고리를 만들 우려가 있으니까요. 미국에서 성업 중인 '렌트어프렌드'RentAFriend와 같은 소위 '고독 사업'이 한국에 소개되고 있기도 합니다.

그런데 고독의 정의가 무엇일까요? 그 많은 직장 회식, SNS 친구들, 온·오프라인 모임에도 불구하고 사람들은 왜 고독한 걸까요? 고독을 정의하는 기본 질문으로 가장 많이 쓰이는 것은 다음의 네가지

입니다.[30]

1. 친구가 없다고 느끼는 일이 얼마나 자주 있습니까?

2. 소외되었다고 느끼는 일이 얼마나 자주 있습니까?

3. 타인들로부터 고립되었다고 느끼는 일이 얼마나 자주 있습니까?

4. 얼마나 자주 외로움을 느끼십니까?

4번 항목은 직접적인 감정을 묻는 질문이고 나머지는 사회와의 관련성을 묻는 간접 질문입니다.

앞의 설문조사에서 우리나라 사람들이 외로워도 외로운 줄 모른다고 분석한 것은 아마도 1~3번 항목에서는 고독 지수가 높은데 4번 항목에서는 외롭지 않다고 응답했기 때문일 것으로 짐작됩니다. 어쩌면 우리나라 사람들이 어릴 때부터 제대로 친구를 사귈 시간적 여유도 없이 친구를 사귀는 방법도 못 배우고 내몰리면서 고독을 내재한 결과가 아닐까 생각하는데요.

외로움을 못 느끼는 사람이 많다 하니 외로움의 증상들이 무엇인지 살펴보겠습니다.[31]

1. 기력이 없다.

2. 자신감이 없다.

3. 식욕이 증가한다.

4. 담배, 술, 약물에 중독이 된다.

5. 우울하거나 불안하다.

6. 번아웃을 느낀다.

7. 스마트폰이나 인터넷을 보는 스크린 응시 시간이 늘어난다.

8. 걸핏하면 몸이 아프다.

9. 안절부절못한다.

10. 따뜻한 옷, 따뜻한 음식을 찾게 된다.

11. 잠을 잘 자지 못한다.

12. 머리가 맑지 않고 집중을 잘하지 못한다.

증상의 상당수가 우울증과 겹치는 것을 알 수 있습니다. 한국인들의 경우 개인주의가 팽배한 서구인들에 비해 모임도 많이 만들고 사람들끼리 자주 보려 하는 성향은 있습니다. 하지만 그렇더라도 우리가 내집단 갈등과 남들에게 어떻게 보여야 하는지에 대한 과도한 집착 때문에 어쩔 수 없이 사회적 가면을 씀으로써 자신의 본 모습과 멀어지게 된다면, 많은 모임을 갖고 많은 사람을 만나는 것이 외로움의 해결에 도움이 되지는 않을 것 같습니다.

소시오패스의 나라?

최근 읽었던 논문들 중 가장 충격적인 것이 하나 있었습니다. 덴마크 코펜하겐대학교 연구팀이 국가의 사회적 환경과 그 나라 국민의 '어두운 성격'dark personality, D 성향의 연관성을 규명한 연구였는데요.[32] 바람직하지 못한 사회 특징, 즉 부패, 불평등, 빈곤, 폭력도 등을 나라별로 평가해서 점수를 내는 ASC aversive society condition 지수라는 척도와 D 성향 정도를 나라별로 산출하고 연관성 분석을 한 것입니다. D 성향은 다른 사람에게 피해를 주면서 자신의 이득을 극대화하려는 일반 성향으로 정의하는데, D 성향이 높은 사람을 우리가 흔히 얘기하는 소시오패스 sociopath (반사회성 인격장애 antisocial personality disorder)라고 분류하는 전문가도 있습니다. 관련 페이지(https://qst.darkfactor.org/)에서 직접 D 성향 점수를 낼 수 있는데, D 성향을 알아보는 질문들에 '매우 그렇다'에서 '전혀 그렇지 않다'까지 5개의 척도 중에서 선택해서 답을 하는 것입니다. 질문들을 예로 들면 다음과 같습니다. "누군가가 당신에게 불이익을 주었을 때 즉각적이고 확실한 방법으로 복수를 해야 한다." "남들에게 학대받는 사람은 그럴 만한 이유가 있기 때문이다." "누군가의 약점이 될 만한 일들은 잘 기억해두는 것이 좋다."

논문 결과 ASC 지수가 나쁜 나라일수록 국민들의 소시오패스 성향도 높았는데, 이건 그리 놀랄 일은 아닙니다. 저는 일종의 직업병

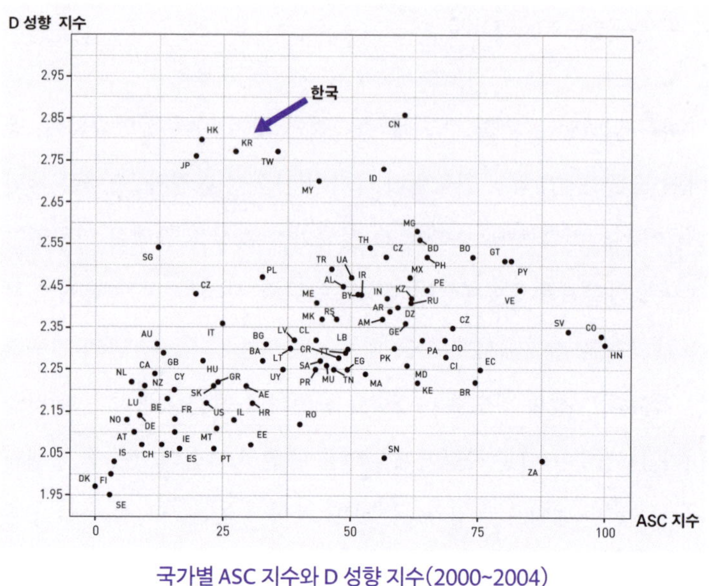

국가별 ASC 지수와 D 성향 지수(2000~2004)
*국가 코드로 국명 표시

으로 데이터를 꼼꼼히 들여다보기를 좋아하는데, 원 데이터는 다음의 그림과 같았습니다. 가로축이 각 나라의 ASC 지수, 세로축이 그 나라의 D 성향 지수 평균입니다. 가로축이 커질수록, 즉 그 나라의 사회 환경이 나쁠수록 세로축도 따라서 높아지는 것(D 성향이 높아지는 것)을 알 수 있습니다. 부정부패가 만연한 나라에서 사람들이 자신의 이익만을 앞세울 수밖에 없는 건 당연하겠지요. 그중 외딴섬처럼 떨어져 있는 몇 나라가 있었는데 한국도 그러한 나라입니다(화살표). 우선 이 그림에서 알 수 있는 것은, 한국은 D 성향이 매우 높은

데, ASC 지수에 비해서도 더 높다는 것입니다. 즉, 나라는 그런대로 구실을 하는데도 사람들의 성향은 소시오패스적인 면이 있다, 이렇게 해석이 됩니다.

불행 중 다행인 건 우리나라가 유일한 외딴섬은 아니고 중국, 일본, 홍콩, 대만도 모두 이렇게 사회 환경 대비 D 성향이 높은 나라로 나타납니다. 너무 흥미로운 데이터여서 논문 저자에게 이런 성향을 어떻게 해석하느냐고 묻고 싶어지는데, 제 나름의 해석은 동아시아 국가들의 지독한 경쟁에 원인이 있지 않나 하는 것입니다. 결국 무한 경쟁, 각자도생, 외로움, 긴 노동시간, 고용 불안정, 우울, 불면, 자살 모두가 다 연관된 문제인 것이지요. 저는 이 문제들이 기존의 ASC 지수만으로는 평가할 수 없는, 사회 붕괴 요소들이라고 봅니다. 도저히 '사회'라고는 할 수 없는 이런 사회를 우리는 언제까지 용인해야 할까요?

이렇게 바라보면 대한민국의 미래는 너무 암울한 것이 맞습니다. 공동체가 이미 심하게 훼손되었고 젊은이들에게 미래가 보이지 않기 때문입니다. 그 결과가 많은 사람들이 문제를 지적하는데도 좋아질 기미가 없는 혐오 정서의 확산과 양극화일 것입니다. 이대로 가다가는 대한민국의 평균수명 역시 짧아질 것이 분명해 보입니다. 너무 오래 사는 것이 꼭 축복은 아니겠지만, 젊은이들이 앞 세대보다 짧게 산다는 건 아무리 보아도 비극임에 틀림없습니다.

어떻게 해야 할까요? 난마처럼 얽힌 사회문제를 다 풀어내기는 불가능하기 때문에 고칠 수 있는 것부터 하나하나 고쳐나가야 할 텐데요. 저는 노동 환경에서만큼은 우리 모두가 연대해서 다음과 같은 개선을 요구해야 한다고 생각합니다.

1. 충분한 휴식과 수면 시간을 보장하는 노동 환경
2. 과도한 성과 추종 금지
3. 아프면 마음 놓고 쉴 수 있는 병가 제도와 상병 수당의 도입
4. 직장 내 괴롭힘 근절
5. 최저 생계 급여 보장

이렇게 써놓고 보니 노동계나 시민·사회운동, 인권운동 단체로부터 익히 들어왔던 주장들인지라 식상하다고 사방에서 비웃음을 받을 것 같네요. 하지만 그렇다고 이러한 최소한의 개선 방안이나마 마련하고자 노력해보지도 않고 서로 손 뿌리치며 다 같이 그저 죽음을 향해 갈 수는 없지 않을까요? 교과서적인 말이라는 걸 알면서도, 의사로서 이러한 근본적인 삶의 문제를 짚지 않을 수 없는 현실입니다.

제2장

왜 내가 환자가 아닌지 설명하시오

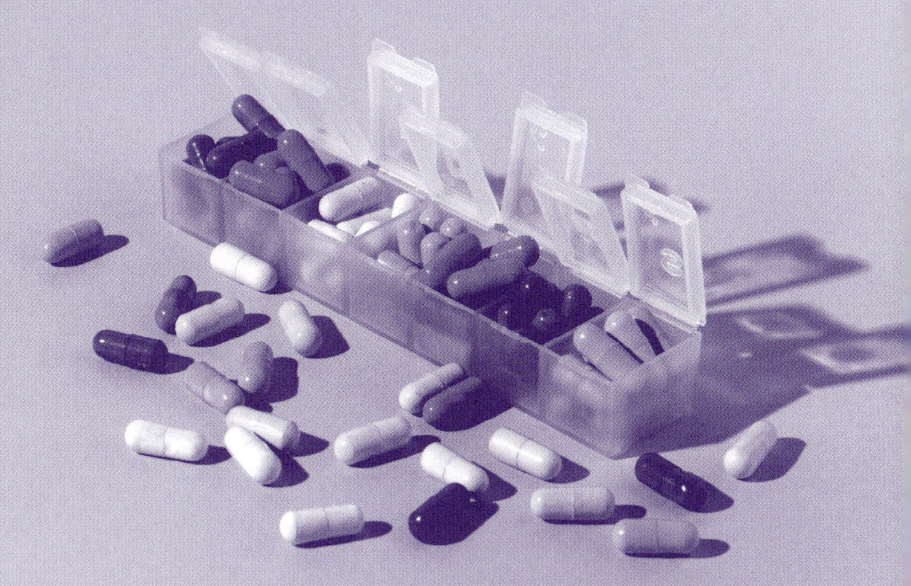

자신이 '건강하지 않다'고 여기게 된 한국인들

한국인은 오래 삽니다. OECD 회원국 안에서도 대한민국은 출생 시 기대수명이 83.5세로 일본, 스위스에 이어 최고 장수국에 속합니다. 그런데 이런 숫자가 한국인의 건강 상태를 정확하게 반영하지는 못합니다. 우리나라 사람들은 흔히 수명은 길어도 건강수명은 짧다는 말을 합니다만, 데이터를 살펴보면 그것이 그리 정확한 말은 아닙니다. 수명이 길수록 당연히 건강하지 못한 수명은 길어질 수밖에 없지만, 우리나라 사람들이 다른 장수국 국민들에 비해 건강수명이 유난히 더 짧은 건 아닙니다.

더 큰 문제는 우리나라는 자신의 건강 상태가 나쁘다고 생각하는 사람이 가장 많은 국가라는 것이라 생각합니다. OECD는 앞에 언급된 기대수명을 포함한 다양한 건강 지표들을 조사하면서 '주관적 건

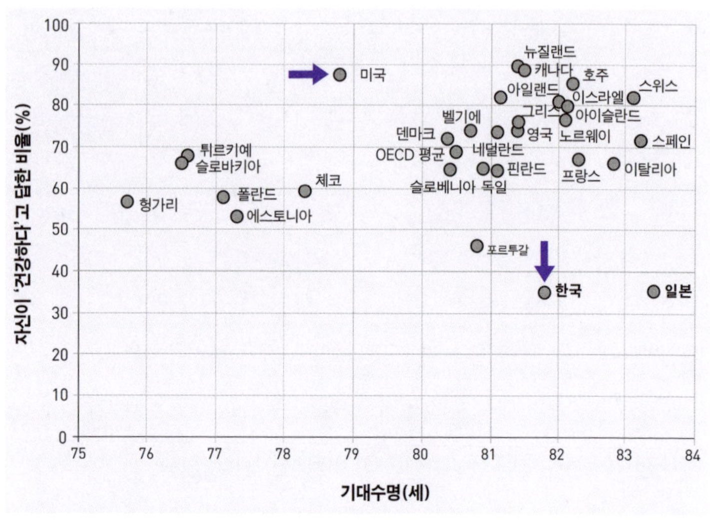

OECD 국가별 주관적 건강 수준과 실제 기대수명(출처: OECD Health Data 2015)

강'도 함께 조사합니다. 각 회원국마다 국민들에게 자신의 건강 상태를 '매우 좋음'부터 '매우 나쁨'까지 평가하게 하는 방법으로 이를 조사하는데, 2016년에 우리나라는 성인 31퍼센트 정도만 자신의 건강 상태가 '좋다'고 응답한 것으로 밝혀졌습니다. 그림에서 보듯이 가로축의 수명이 길어지면 세로축의 주관적 건강 상태도 좋아지는 것이 보편적입니다. 미국인들처럼 수명에 비해 건강 상태가 좋다고 믿는 낙천적인 국민들도 있습니다. 하지만 마치 그림에서 외딴섬처럼 위치하고 있는 우리나라의 국민들은 수명에 비해 건강 상태가 나쁘다고 평가하는 것입니다.

2022년에 업데이트된 결과에 의하면, 조금은 건강하다고 느끼는 사람이 많아져서 수치가 52.4퍼센트로 높아지기는 했지만 이는 여전히 OECD 평균(67.6퍼센트)에 훨씬 못 미치는 하위권입니다.[1] 이 데이터가 처음 공개된 후 우리나라에서는 큰 반향이 일어났습니다. 많은 사람들이 그 이유를 설명하려고 했었지요. 가장 직관적인 설명은 한국인들의 의사소통 방식 때문이라는 것이었습니다. 아무래도 직설 화법을 구사하고 자신을 긍정적으로 표현하는 경향이 있는 서구인에 비해 한국인은 '나 아주 건강해요'라며 낙관적으로 표현하는 경향이 높지 않을 것으로 생각됩니다. 그림에서 우리와는 반대의 경우에 해당한다고 할 미국인들의 경우를 보면 어느정도 납득할 수 있을 것입니다. 이와 달리 우리와 문화가 비슷한 일본 역시 수명에 비해 건강 상태가 나쁘다고 말하는 사람이 많은 것을 보면 '문화에 따라 자신의 건강을 표현하는 방식의 차이'라고 하는 이 말이 어느정도 맞을 것 같기도 합니다만……

　우리나라와 일본의 공통점이 또 하나 있습니다. 국민 1인당 의사 외래 진료 횟수가 OECD 국가들 평균보다 압도적으로 높습니다. 일본도 높지만 우리나라 국민은 일본 국민보다도 훨씬 더 진료를 많이 받습니다. 2017년까지 우리나라가 16.7, 일본이 12.6이었는데, 도표에 드러나듯이 2022년 데이터(일본은 2021년 수치)를 보면 일본은 진료 횟수가 좀 감소하고(11.7) 우리나라는 증가해서(17.5) 이제는 더욱 더 압도적인 1위를 차지하고 있습니다. OECD 국가의 평균 진료 횟수(6.3)의 세배에 육박합니다.[2] 저는 한국인들이 자신이 건강하지 않

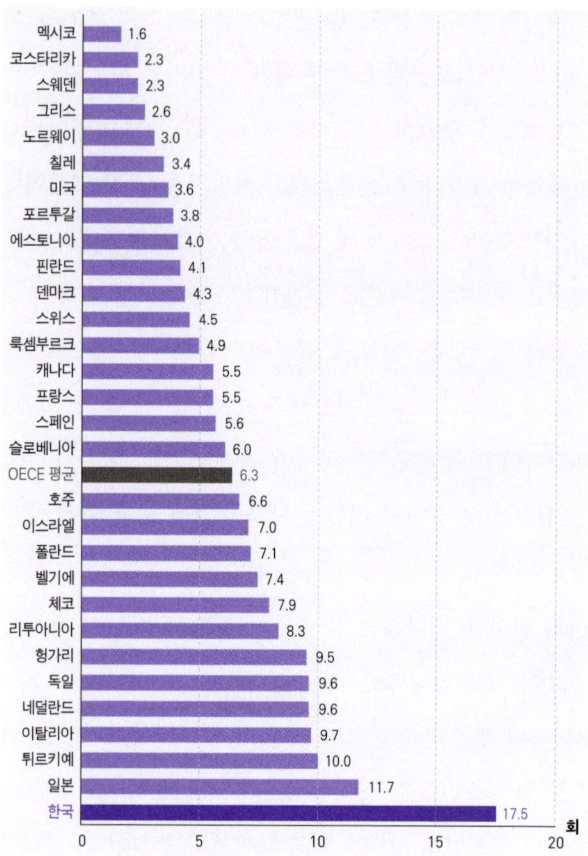

국가별 국민 1인당 연간 외래 진료 횟수

다고 느끼는 이유가 여기에도 있다고 생각합니다. 제가 자주 보는 환자들의 사례를 소개하며 그렇게 되는 이유를 살펴겠습니다.

"자가면역질환에 걸렸는데요"
자신이 병에 걸렸다고 믿는 41세 남성

"안녕하세요. 조○○ 씨, 저한테는 오늘 처음 오셨는데요. 어떻게 불편하신가요?"

"제가 자가면역질환에 걸렸습니다."

"네? 어떤 증상이 있으신데요?"

"두달 전부터 머리가 아픕니다. 약국에서 사 먹는 두통약은 듣지를 않아요."

"머리 아픈 것 말고 다른 증상은 없으신가요? 관절이 아프다든지, 열이 난다든지."

"그런 증상은 없어요. 그냥 머리만 아픕니다. 그리고 엄청 피곤해요."

"잠은 몇시간 정도 주무시나요?"

"글쎄요. 매일 12시 넘어서 자고 6시 전에 깨니까 한 네댓시간?"

"기록을 보니까 신경과에서 뇌 자기공명영상 검사까지 다 하셨네요. 아무 이상 없으신데요."

"피 검사 보세요. 자가면역 이상 소견이 있어요. 제가 검색을 다 해봤는데 이건 제 증상과 똑같습니다. 손발이 저릿거리기도 하고 잠도 깊이 못 자고……"

직무 스트레스, 수면 부족이 겹치면 충분히 만성 두통이 생길 수 있습니다. 여러가지 검사를 받다보니 혈액에서 자가면역 이상 소견이 하나 잡히지만 백혈구나 염증, 소변 검사 같은 다른 검사에서도 이상 소견이 없습니다. 이런 경우 면역 이상 소견은 의미없는 양성 소견, 즉 병이 아닌데 양성으로 나온 경우일 가능성이 높습니다. 그래서 그렇다고 설명을 드리면, "아니, 그럼 진단이 뭔가요? 내가 이렇게 아픈데 그 원인을 못 잡아내는 건가요?" 하고 환자분이 약간 공격적인 반응을 보입니다. 병원을 찾았는데 의사가 진단을 안 내리면 불편해하시는 분들이 많습니다. "병 아닌 거 100퍼센트 확실해요?" 이런 질문까지 나오면 저도 할 말이 궁해집니다. 여러분은 의사가 "이건 절대로 아니다" "이건 100퍼센트 확실하다" 하는 말을 들어보신 적이 없을 겁니다.

복잡계인 자연 현상에는 확실한 것보다 불확실한 것이 더 많습니다. 기상예보만 하더라도 '오늘 하늘에 구름이 이러이러하고 습도가 저러저러하니 내일 비가 올 확률이 100퍼센트……' 이러는 건 아니지 않습니까. 복잡계의 최고봉은 인간의 몸입니다. 의사를 포함한 전문가의 역할은 환자에게서 얻을 수 있는 다양한 정보를 통합하고 이 환자에게 어떤 병이 있을지를 판단한 후 앞으로의 경과를 예측하고 또 그것을 환자가 이해할 수 있는 언어로 설명하는 것입니다. 의사가 환자를 보는 데에는 전문 지식만으로는 해결할 수 없는 고도의 기술이 필요합니다. 그런데 우리나라는 의사가 환자로부터 정보를 얻는 것부터가 어렵습니다. 진료시간이 너무 짧기 때문입니다. '의사 1인당 과도한 환자 수', 이는 대한민국 의료가 모양을 갖춘 이후 항상 있어온 문제입니다. 많은 분들은 의사가 부족해서 그렇다 생각하시지만 그렇게 단순한 것은 아닙니다. 이건 시스템에 깊은 문제가 있는 것이 근본 원인입니다. 의사들이 그렇게 많은 환자들을 단시간에 '처리'하지(진료가 아닌 처리라 부르겠습니다) 않으면 유지되지 않는 의료 시스템의 문제가 있다보니 검사가 세심한 진료의 자리를 마구잡이로 밀고 들어옵니다.

병원에서는 오늘도 첨단 기계를 들여와서 더 정확히 진료를 할 수 있다고 선전하고 있으며, 이런 의료 기기를 활용한 검사와 진료는 현대 의료의 눈부신 발전의 상징처럼 보이기도 합니다. 그래서 많은 사람들은 의사의 판단보다는 검사 결과를 훨씬 더 믿어버리는 일이 많고, 그런 경향은 계속 심화되고 있습니다. 저는 학생들이나 전공의들에게 '검사는 시행하는 것보다 해석하는 것이 더 중요하다' '네가 결과를 해석할 능력이 없는 검사는 처방하지 말라'고 가르쳐왔는데 아무래도 역부족입니다. 의사들이 타성에 젖어 별생각 없이 처방을 내는 검사는 점점 많아지고, 그런 검사 결과 때문에 스스로 환자가 되었다고 생각하고 저를 찾아오는 사람 역시 많아지기만 합니다. 검사를 해석하는 방법과 같은 깊은 이야기를 여기에서 할 수는 없고, 우리가 검사를 맹신하면 안 되는 아주 기본적인 이유를 보여드리고 정리하겠습니다.

어떤 병을 진단하기 위해서 하는 검사가 있다고 가정합니다. 그 검사의 가치를 평가하려면 두가지가 중요한데요. 그 질환을 가지고 있는 환자를 놓치지 않는가? (민감도sensitivity라고 합니다.) 그리고 그 질환이 아닌 환자에게서 이상 소견이 나와서 환자가 아닌 사람을 환자로 만들지 않는가? (특이도specificity라고 합니다.) 아주 이상적인 경우는 민감도, 특이도 100퍼센트겠지요. 그런데 그런 검사는 없습니다. 그리고 민감도와 특이도는 역의 상관관계를 가집니다. 무슨 말이냐면 환자를 많이 잡아낼수록 (즉, 민감도가 높을수록) 병이 없는 환자에게서도 이상 소견이 나올 가능성이 높아진다는 (즉, 특이도가 낮아진다는) 의미입니다. 그림으로 설명해보겠습니다.

예를 들어 혈액에 존재하는 어떤 물질을 측정해서 진단할 수 있는 병이 있다고 가정하고 그 수치가 얼마 이상이면 의사들이 병을 진단하는 상황이 있다고 해보죠. 암, 당뇨병, 신장질환, 간질환 등 무수히 많은 질환들이 이런 방식으로 진단이 내려지게 됩니다. 그런데 이런 혈액 물질의 분포는 일정한 범위 내에 존재합니다. 환자들의 경우는 수치가 높고 병이 없는 사람들의 경우는 수치가 낮겠지만, '수치가 얼마 이상이면 확실히 질병이다'라고 의사들이 판정할 수 없는 경우가 대부분입니다.

환자와 정상인의 검사 수치가 그림과 같이 분포한다고 가정합니다. 환자군(점선) 검사 수치의 분포와 정상군(실선) 검사 수치의 분

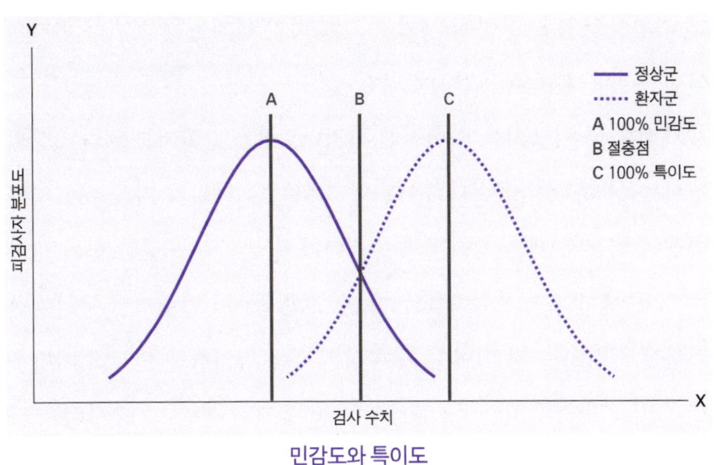

민감도와 특이도

포가 다르고 환자군의 평균값이 더 높습니다. 모든 환자가 포함되는 수치 A를 기준으로 진단을 내리는 경우 환자가 아닌 사람의 절반에서도 이상 소견이 나올 수 있습니다. 반면 환자가 아닌 사람에서의 상한 C를 기준으로 정상이라고 진단을 내리게 되면 이번에는 환자의 절반을 놓치게 됩니다. 이래서는 검사의 효용성이 없기 때문에 절충점 B를 기준으로 하게 됩니다. 그러나 B라는 수치를 기준으로 하는 경우에도 환자가 아닌 사람한테서 이상 소견이 나올 가능성과 환자가 진단을 받지 못할 가능성은 모두 존재합니다. 인체에서 일어나는 많은 병리 현상은 이처럼 일정 범위 안에서 분포를 하기 때문에 정상과 비정상의 경계가 모호한 경우가 많습니다. 인위적인 기준을 정하지 않으면 정상과 비정상을 구분할 수 없는데, 그러다보면 정상과 비정상의 중복 부분이 생기고 그에 따라 환자를 놓치거나 환자가 아닌 사람을 환자로 둔갑시킵니다.

사례에 나온 남자분은 어떻게 되었냐고요? 그 환자분은 더이상의 검사는 안 하고 가셨습니다. 1년이 지났는데 머리가 가끔 아프지만 다행히 다른 문제는 생기지 않았습니다. 물론 "내가 정말 병이 없다는 걸 당신이 책임질 수 있나?"라고 그 환자분이 말했다면 무의미한 검사를 싫어하는 저도 별수 없이 많은 후속 검사들을 받도록 처방을 낼 수밖에 없었겠지만, 제 환자분들 중에 그런 분은 안 계시다는 걸 행운으로 생각합니다.

아픈 곳이 없는데 대학병원을 찾은 51세 여성

"제게는 처음 오셨네요. 어떻게 불편하신가요?"
"류마티스 내과에 가보라고 해서요."
"네. 어디서 그렇게 말하던가요?"
"건강검진을 받았는데, 피에서 류마티스가 나온대요."
"평소에 손이나 발이 붓고 아플 때가 있으신가요?"
"가끔 손마디가 아플 때는 있지요. 제가 카페를 해서 손을 많이 쓰거든요. 인터넷 보니까 아침에 손이 붓고 뻣뻣하면 류마티스라고 그러던데 저도 그렇거든요."

"손을 한번 보여주세요…… 네, 지금 손, 팔꿈치, 어깨, 무릎 관절 다 보았는데 관절에 염증 소견은 없으세요. 류마티스 관절염은 아니실 거예요."

"그럼 왜 검사에서 양성 반응이 나오는 건데요? 설명을 해주세요."

"환자가 아닌 분이 어떤 검사에서 이상 소견을 보이는 일은 매우 많습니다. 그건 우리 몸에서 일어나는 복잡다단한 생명 현상을 검사가 완전히 잡아내고 걸러내지 못하는 한계가 있어서 그렇습니다. 대표적인 것이 류마티스 검사인데, 제 경험상 류마티스 의심 증상이 없는데 건강검진에서 양성 반응이 있다고 저를 찾으신 분 중 정말 류마티스 관절염이었던 경우는 거의 없었습니다. 지금 손이 아프신 건 손에 퇴행성 관절염이 시작되는 신호라 보이는데, 그건 치료할 필요가 없어요."

속칭 류마티스 검사라 불리는 검사는 류마티스 인자^{rheumatoid factor}가 공식 명칭인데, 이 검사에서 환자도 아니면서 양성으로 나오는 분이 정말 많습니다. 어떤 날은 초진 세 사람이 모두 이렇게 건강검진이나 다른 병원에서 한 검사에서 나온, 의미도 없는 류마티스 양성 반응으로 찾아와서 이분들을 그냥 돌려보낸 일도 있었는데, 솔직히 이런 날은 제가 할 수 있는 일이 없어서 환자가 나아지도록 도울 수 있겠다는 기대감을 느낄 수도 없고 그래서 맥도 빠집니다. 물론 환자분들은 건강이 걱정돼서 건강검진을 하셨을 테고, 그렇게 해서 제게 괜찮다는 말을 듣는 것만으로도 안심을 하고 의미가 있었다고 생각하시겠지만요. 건강검진 결과지에 '류마티스 인자 양성이어도 관절 증상이 없으면 문제가 안 될 수도 있다'고 적혀 있는 경우도 있지만 아무래도 이런 결과를 받는 분들은 불안해지나 봅니다.

2년 전 아주 오랜만에 '자가면역질환' 관련해서 아침의 건강 프로그램에 출연한 일이 있는데 준비하면서 내내 마음이 불편했습니다. 이런 방송들은 흐름이 다 같거든요. '오늘은 ○○질환을 알아보겠습니다. 이런저런 증상이 있으면 이 질환을 의심해야 하는데요. 빨리 진단을 받아 치료를 받지 않으면 이런저런 문제들이 생깁니다. 진단하려면 검사는 이렇고 저렇게 해야……' 이런 식으로 다 비슷해요. 물론 우리가 중한 질환을 조기에 발견하는 건 중요하지만, 저는 경험이 쌓일수록 이렇게 호들갑을 떨면서 병을 빨리 진단해야 한다며 큰 불편도 없는 사람의 등을 떠미는 것이 불편해집니다. 건강 관련 프로그램 출연을 고사하게 되는 이유입니다.

그렇게 조기 진단을 강조하는 대표적인 병명이 '전 단계 ○○○'입니다. '전 단계 당뇨' '전 단계 고혈압' 등 이미 많이 들어보셨을 텐데요(솔직히 저는 제게 '전 단계 고혈압'이나 '전 단계 당뇨'라는 진단이 내려져도 당장 치료에 돌입하지는 않을 생각입니다. 이는 어디까지나 제 개인적인 이야기이지 다른 분들도 저를 따라 하시라는 뜻은 아닙니다). 진단 기준의 변화에 따른 환자 수의 변화를 보여주는

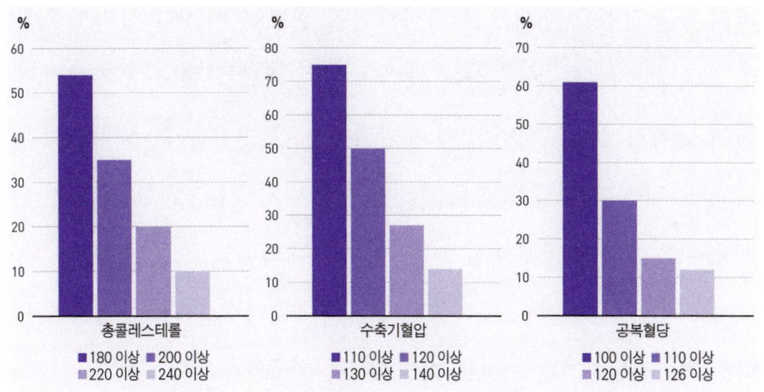

진단 기준의 변화에 따른 인구집단 중 고지혈증, 고혈압, 당뇨병 환자의 비율

그림이 알려주듯이, 의료계에서 진단 기준을 어떻게 잡느냐에 따라 인구 집단의 절반 이상이 환자가 되기도 합니다. 적어도 제 전문 진료 영역인 류마티스 관절염에서만큼은 '전 단계 류마티스 관절염'은 의미가 없는 진단이라는 것을 저는 알고 있습니다.

그렇다면 왜 조기 진단을 받아야 하는 걸까요? 그 질환으로 인한 나쁜 결과를 막기 위해서입니다. 그런데 조기 진단을 받아서 치료를 받으나 안 받으나 결과가 차이가 없다면요? 관절이 조금 아프지만 아직 류마티스 관절염 소견은 없고 혈액에서만 류마티스 면역 이상 반응이 나오는 사람들을 앞서 언급했듯이 '전 단계 류마티스 관절염'으로 진단하기도 하는데 아주 모호한 이야기입니다. 의사들에 따라서는 류마티스 관절염이 발병하면 워낙 잘 낫지 않다보니 조기에 치료를 시작하면 결과가 더 나아질 것을 기대하며 이런 전 단계 류마티스 관절염을 대상으로 임상시험을 해보는 이들이 있기도 합니다. 그런데 치료를 하지 않은 사람에 비해 치료를 한 사람에게서 발병이 늦어지기는 하지만 병이 예방되지는 않습니다. 즉, 사람들이 미리 약을 먹는다 해서 발병을 막지를 못합니다. 더 중요한 것은 전 단계 류마티스 관절염 진단을 받은 이들의 대다수는 치료를 하지 않아도 류마티스 관절염으로 진행되지 않는다는 점입니다. 결과가 이렇다면 과연 조기 치료를 하는 것이 유익할까요?

앞에 언급한 고혈압, 당뇨의 예처럼 '전 단계'를 붙이는 질병명은 늘어가고 있습니다. 전 단계 녹내장, 전 단계 골다공증, 전 단계 갑상선기능저하증에서 전 단계 암까지. 이 모든 전 단계 진단들에 미리 약물 치료를 하는 것이 반드시 필요하지는 않음에도 불구하고 약 처방으로 이어지는 경우가 많습니다. 저는 가끔 혈압이 전 단계 레벨 이상으로 올라가는 경우도 있고 당화혈색소 수치 역시 당뇨 위험 수치까지 올라가기도 하지만 대부분 운동과 수면, 음식에 좀 신경쓰면 수치가 저절로 정상화되어왔기 때문에 굳이 별도의 치료를 받을 필요를 못 느낍니다. 그러나 이건 저와 같이 건강 관리를 업으로 삼는 사람들 가운데서나 가능한 일일지 모릅니다. 다양한 이유로 건강 생활을 유지할 수 없는 사람들이 있고 그 숫자가 늘어가고 있기 때문입니다.

전 단계 치매 또한 논란이 많은 영역입니다. 경도인지장애라고 불리는데, 나이를 먹으면 누구나 젊은 시절의 최대 인지 능력을 조금은 잃기 때문에 어디부터 병이라 해야 할지 애매합니다. 더구나 이에 관한 치료약도 없기 때문에 경도인지장애인 사람을 전 단계 치매 환자로 취급해야 하는지에 대해서는 전문가 사이에서도 이견이 있습니다.

우리 몸에 깃드는 질병의 절반 이상이 우리로 하여금 건강한 생활 습관을 가지지 못하게 하는 사회적 여건 때문에 생깁니다. 그러나 우리는 직무 환경을 개선하고 질병의 발생을 완화하기보다는 더 많은 검사와 치료를 받으며 자원을 낭비하는 쪽으로 치우쳐 있는 것이 현실입니다. 외국에서는 '사회 의학'social medicine이라는 개념이 대두하면서 환자의 주체적인 건강 관리를 돕는 사회적 환경이 개선되어야 할 필요성이 강조되고 있는데 조만간 우리나라에서도 인식의 변화가 생기기를 기대해봅니다.

"입이 헐어요. 눈이 말라요"
류마티스 내과에서 보는 가짜 환자 단골 진단

"입이 자주 헌다고 하셨네요. 언제부터 그러시지요?"

"전에도 몸이 피곤하거나 하면 가끔 그랬는데 올해 들어서 부쩍 그렇습니다. 올해는 일년 내내 입이 헐어 있습니다."

"어디 한번 '아' 하시고 입속을 보여주시겠어요?"

"아, 오늘은 괜찮은데요. 제가 병원만 오려 하면 증상이 좋아져요……"

"이비인후과나 구강외과 진단을 안 받으시고 류마티스 내과로 오신 이유가 있나요?"

"제가 찾아보니 '베체트병'하고 제 증상이 똑같습니다. 그래서 기왕이면 대학병원에서 검사도 해보고 제대로 진단을 받으려고요."

"혹시 성기나 항문 근처도 입처럼 헌 일이 있으신가요?"

"아니요."

"관절이 아프거나 피부에 붉은 멍울이 생기거나 장염 증상이 있으신가요?"

"아니요. 입만 허는데요."

인터넷은 정보의 바다입니다. 요즘 AI가 도입되면서 그 검색을 통해 도출되는 결과가 이전의 키워드 검색으로 산출되는 결과물과 비교해서 한층 더 정확하고 다양해진 것 같습니다. 그래서 이를 이용하는 사람에게도 한층 더 유익해진 것처럼 보입니다. 그런데 정말 그럴까요? 제가 '입이 헐어요'라는 검색어를 구글에 넣어보면 이런 답이 나옵니다.

'입안이 헐거나 아픈 증상은 구내염일 가능성이 높습니다. 구내염은 다양한 원인으로 발생할 수 있으며, 주로 피로, 스트레스, 면역력 저하, 영양 결핍 등이 영향을 미칩니다. 증상 완화를 위해 구강 청결 유지, 부드러운 음식 섭취, 통증 완화제 사용 등을 고려할 수 있습니다. 만약 증상이 심하거나 지속된다면 병원을 방문하여 정확한 진단과 치료를 받는 것이 좋습니다.'

여기까지는 별문제가 없습니다. 아래로 원인이 주욱 이어집니다. 피로와 스트레스, 영양 불균형, 구강 위생 불량…… 그런데 맨 아래쪽에 베체트^Behçet병이 있습니다. 제 자신이 직접 데이터를 내보거나 그런 자료를 본 적은 없지만, 이렇게 정보가 나열되어 있을 때 사람들은 뻔한 답보다는 아마도 들어본 적 없는 병명에 가장 눈길이 갈 것이라 생각합니다. 자가 진단으로 가짜 환자가 되는 흔한 경로입니다.

그렇다면 이제 베체트병을 다시 검색해야 하는데, 검색을 실행하면 구강 궤양을 가장 중요 증상으로 하는 질환이니만큼 다양한 모습으로 헐어 있는 입안 사진이 눈앞에 펼쳐집니다.

'아, 이거 나잖아!'

인간은 이런 강력한 시각 자료를 보면 뇌가 압도당하고 어쩌어쩌한 다른 동반 증상들이 있어야 진단이 된다는, 뒤에 따라 나오는 말들은 못 보고 건너뛰게 됩니다. 그런데 말이지요, 구강 궤양은 원인이 무엇이든 모양은 다 같습니다. 입이 허는 모양만으로는 감별이 되지 않습니다. 이 지점에서 또 큰 오해가 생깁니다. 베체트병은 검사를 하면 진단받을 수 있기는 한 것일까요? 실제로 검색을 하다보면 베체트병에 잘 동반되는 유전자 HLA-B51 이야기까지 눈에 띕니다. '유전자'라는 말이 나오면 왠지 정밀해 보이는 아우라가 있지요. 제가 항상 강조하는 말인데 기술 자체에는 죄가 없습니다. 그걸 받아들이는 인간이 너무 불완전한 것이 문제지요.

'베체트병'이 아니므로 검사할 필요가 없다고 말씀드리니 이 환자분은 우선은 의외라는 반응을 보입니다. "베체트병은 검사로 진단하는 병이 아닙니다. 나타나는 증상들을 조합해서 임상적으로 진단을 해야 하는데, 지금 환자분은 구강 궤양 외에는 진단에 부합하는 증상이 전혀 없으세요. 이건 재발성 아프타성 구내염recurrent aphthous stomatitis입니다. 환자분이 피로하면 증세가 더 악화되기 때문에 잘 쉬시는 게 중요하고 식사하기도 불편할 정도이시면 제가 약을 좀 처방해드리겠습니다."

그래도 환자분은 미련을 못 버리고 "검사해야 하는 거 아니냐"고 묻습니다. 틀림없이 제가 유전자 검사를 할 거라 생각하신 모양입니다. HLA-B51 유전자 검사가 양성 반응을 보이는 비율은 환자가 아닌 사람에 비해 베체트병 환자한테서 3~5배 정도 높습니다.[3] 하지만 앞에서 언급한 것처럼 민감도와 특이도를 따지면 진단에는 별 가치가 없습니다. 이 병이 흔한 터키의 경우 환자 중에서는 75퍼센트가 양성이지만 비환자 중에서도 25퍼센트 정도가 양성입니다. 따라서 증상이 모호할 때 의사가 이 유전자 검사가 양성이라는 이유로 환자에게 베체트병 진단을 내리면 오진이 될 가능성이 높습니다. 반대로 증상이 베체트병에 부합하면 이 검사 없이도 진단이 가능합니다. 이걸 다 설명하느라 저는 오늘도 진료실에서 진이 빠집니다. 아예 다른 의사에게 이 유전자 검사를 받고 양성으로 나와 베체트병 진단을 받았다고 하는 환자들도 있습니다. 이 정도 되면 증상이 부합하지 않는데도 오진 가능성은 무시한 채 검사 결과만으로 쉽사리 진단을 하는 일부 의사들의 행태에 화가 나기 시작합니다.

베체트병은 터키에서 동아시아에 걸쳐 흔한 분포를 보이는데, 먼 옛날 실크로드를 따라 모종의 병인이 이 지역에 심어졌을 것이라고 추측되고 있습니다. 우리나라가 호발 지역이라고는 하나 그 빈도가 1만명당 1~3명 정도로 국가 지정 희귀·난치질환으로 되어 있습니다. 물론 진단이 신중히 이루어지지 않고 유전자 검사 따위로 진단이 붙으면 희귀질환이 아니게 되겠지만요.

이와 유사하게 분명 희귀·난치질환인데 우리나라에서는 흔한 질환이 되지 않았나 의심되는 질환이 하나 더 있습니다. 쇼그렌병 Sjogren's syndrome이 그것인데요. 이 병은 분비샘(눈물샘·침샘)이 파괴되면서 안구건조증과 구강건조증이 생기는 자가면역질환입니다. 유병률이 베체트병보다는 높아서 인구의 1퍼센트 정도로 추산되는데 우리나라는 이보다 높을 것 같습니다. 중년 이후가 되면서 특히 여자분들은 안구건조증이 흔히 생깁니다. 가장 흔한 원인은 나이나 호르몬의 영향 등으로 분비샘의 기능이 떨어졌기 때문이거나 약(특히 안정제 계열의 약들) 부작용 때문입니다. 이런 분들에게 자가면역 검사를 하게 되면, 이 검사가 또 가짜 양성 반응이 많은 것으로 악명이 높기 때문에 이상 소견이 나타날 가능성이 많습니다. 저는 이런 분들이 찾아오면 아예 검사를 하지 말자고 말씀드립니다. 병에 걸린 것도 아닌데 검사가 양성으로 나오기만 하면 환자는 제가 아무리 괜찮다고 해도 자신이 병에 걸린 것처럼 느끼는 경우가 많기 때문입니다.

이처럼 흔한 증상과 검사상의 의미없는 양성 반응이 만나게 되면 가짜 환자가 만들어집니다. 제가 진료하는 영역에서 요통 환자가 강직성 척추염으로, 피부 습진 환자가 전신성 홍반성 낭창으로 오진되는 일도 그리 드물지 않은데, 이렇게 이미 진단을 받고 온 환자 앞에서 저는 할 말이 궁해집니다. 사실대로 말했을 때 뒤따라 올 원망과 책임 추궁을 생각하면 오진을 오진이라 말하지 못하게 됩니다. 그냥 '저는 생각이 다르다'는 식으로 얼버무리는 수밖에요. 해가 갈수록 정밀해지는 검사를 사람들이 기꺼이 받으며 그것에 무한 신뢰를 보내는 세태가 변하지 않는다면 가짜 환자의 양산은 우리 사회에서 피할 수 없는 문제가 될 것 같습니다.

"제가 암에 걸렸어요"
갑상선암 진단에 눈물을 보인 46세 여성

거의 20년 전쯤의 일입니다. 아직도 '암=죽음'이라는 생각이 우리 사회에 굳건하던 시절, 제 진료실에서는 너무나 많은 분들이 갑상선암 진단 후 수술을 받고 자신이 시한부 인생이 되었다고 생각하며 눈물을 흘리셨습니다. 암에 걸린 마당에 이까짓 관절염 치료가 뭐 대수냐면서 약도 안 먹고 병원에도 안 오며 건강식품과 대체의료에 열중하시다가 손의 변형이 심하게 진행된 분도 있었습니다. 그러고 많은 일들이 뒤따랐습니다. 갑상선암이 과잉 진단되고 있다는 주장을 하는 의사들과 갑상선 전문의들 사이에서 격론이 일기도 했고, '갑상선암 광풍'이라는 이름으로 주요 일간지와 해외 유수의 학술지에서 한국의 갑상선암 폭증 문제를 다루기도 했습니다. 이제 갑상선암으로 죽는 일은 거의 없다는 것 정도는 다들 알고 계시는지 더이상 갑상선암 수술을 받고 눈물을 보이는 분은 안 계십니다. 수술받는 분도 조금 줄어든 것 같고요. 그런데 갑상선암은 정말 치료할 필요가 없는 암일까요?

어떤 암이 과잉 진단된다는 것을 암시하는 데이터는 다음과 같은 것이 대표적입니다.

미국의 갑상선암 데이터인데, 미국도 1975년에 비해 2015년에 갑상선암의 발생률이 두배가 넘게 늘었습니다. 그런데 사망률, 그리고 발견 당시 다른 곳으로 암이 전이된 비율을 보면 변화가 없습니다. 역학자들은 이런 양상을 보이는 질병의 경우 과잉 진단의 가능성이 있다고 해석합니다. 병이 늘어나면 아무리 치료 기술이 발전했다 할지언정 사망률도 조금은 늘어나는 것이 자연스러운데, 이렇게 발병은 폭증하는데 사망률이 비슷하다면 진단된 대부분의 암은 어쩌면 병원에서 찾아낼 필요가 없는 암이었으리라는 것이죠. '찾아낼 필요

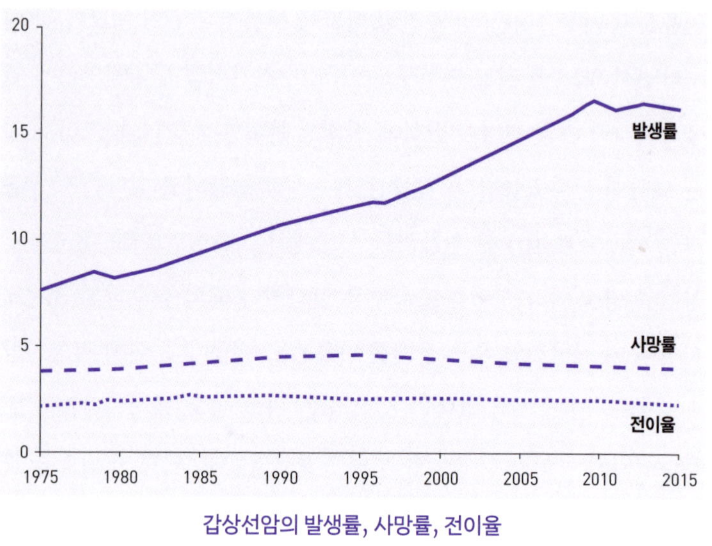

갑상선암의 발생률, 사망률, 전이율

가 없는 암? 그게 무슨 말이야? 암은 다 빨리 발견해서 없애야 하는 건데?' 이렇게 생각하는 분들이 많을 것 같아요.

아주 극단적인 이야기를 하나 해보겠습니다. 제가 전공의 시절에는 종양 내과 전공이었는데, 그때 하던 일 중 하나가 병원에서 구축하고 있는 암 환자 데이터베이스를 채우는 것이었고, 그중에서도 가장 중요한 생존 데이터는 때로는 제가 환자에게 전화를 해보아야 얻을 수 있었습니다. 솔직히 정말 하기 싫었던 일이었는데요. 병원에 항암 치료를 하러 올 시일이 한참 지나도 환자가 오지 않는다면 무슨 일이 생겼을지는 환자에게 묻지 않아도 예측이 가능했지요. 그때는 지금처럼 조기에 암 진단을 받는 사람보다는 이미 손을 쓸 수 없을 정도로 암이 진행된 환자들이 많기도 했고요.

한 환자분은 제주도 분이었는데 위암 진단을 받고 주변 임파선으로도 암이 전이된데다가 고령이고 다른 지병도 있어서 치료는 받지 않겠다고 낙향하셨습니다. 그러고 1년 넘은 세월이 흘렀어요. 그런데 전화를 해보니 환자 본인이 받으시더군요. 경험이 일천했던 당시의 저는 너무 놀라서 뒤로 넘어질 뻔했습니다. 환자분은 건강식을 하면서 몸 상태는 오히려 더 좋아졌다고 말씀하셨습니다. 다시 병원에 오셔서 점검을 받기로 한 환자가 내원하여 위 내시경 검사를 받은 결과 원래 있었던 그 자리에 암종은 얌전히 남아 있었습니다. 제가 의사 생활을 하면서 경험한 가장 충격적인 일이었는데, 이 환자의 사례는 제가 질병과 인체의 관계를 다시 생각하는 계기가 되었습니다.

물론 아주 예외적인 일이기는 하지만 이처럼 진행된 암이 문제를 일으키지 않고 조용히 있는 경우가 없지 않은 것을 보면, 암도 우리가 생각하는 것처럼 명을 재촉하는 저승사자 노릇만 하지는 않을 수 있음을 알 수 있습니다. 또한 우리 몸의 면역세포에 의한 자연 치유력도 이 질병의 치료에 작용을 합니다. 이 현상을 치료에 적용한 것이 지금의 면역관문억제항암제입니다. 이 항암제는 암세포를 없애는 면역세포를 증강시키는 치료제이고 비싼 약값 때문에 청와대 청원까지 올라간 일이 있지요.

앞의 사례는 암이 이미 임상적으로 진행된 상태에서 진단된 경우들이고 이렇게까지 진행이 되었는데도 치료를 할 필요가 없다고 말하려는 건 물론 아닙니다. 그렇다면 건강검진을 통해서 발견되는 조기암들은 어떨까요? 우리 몸은 28조~36조개의 세포로 이루어져 있습니다. 그리고 그중의 약 1퍼센트, 즉 3000억개 정도의 세포가 매일같이 없어지고 새로 생성됩니다.[4] 즉, 3개월 정도면 우리 몸의 세포가 완전히 새롭게 바뀝니다. 그 과정에서 오작동 한번 없이 이상 세포가 만들어지지 않으리라고 기대한다면 오히려 이상할 것 같습니다. 모든 사람이 다 건강검진을 하느라고 몸을 샅샅이 뒤지지는 않고 건강검진을 하는 사람들도 영상 검사에 그치고 조직 속까지는 들여다보지 않기 때문에 실제로 우리 몸에 조용한 암세포가 얼마나 존재하는지는 알 수 없습니다. 그러나 우리 몸에서 잠깐이나마 암세포가 생겼다가 없어지는 과정이 일어나고 있다고 생각하는 것이 크게 과장스러운 일은 아닐 것 같습니다. 갑상선암의 경우처럼 우리는 일단 몸에 있는 암을 발견하면 다 제거를 해왔기 때문에, 그리고 암이 있다는데 그것을 그대로 내버려둘 강심장의 소유자는 별로 없을 것이기 때문에 조기암을 치료하지 않고 놓아두면 어떻게 되는지에 대한 데이터를 보유하는 것은 불가능할 것 같습니다.

암을 조기에 진단하는 방법은 여러가지가 있는데, 갑상선의 경우는 초음파 검사가 이용됩니다. 이 외에도 소화기암, 폐암, 유방암은 내시경, 방사선 촬영 등이 이용되고 혈액 검사를 통한 암 표지자 검사는 간편한 측정이 가능한 것이기 때문에 건강검진에서 많이 이용되고 있습니다. 암 표지자 검사 역시 앞에서 언급된 검사의 민감도와 특이도 문제를 모두 지니기 때문에, 민감도가 높고 특이도가 낮은 표지자들의 경우 가짜 암 환자로 만들어지는 일이 무수히 많이 발생할 수 있습니다. 문제는 '암'에 대한 우리 사회의 공포가 워낙 크기 때문에, 가짜 환자가 됨으로써 입는 손해보다는 암을 놓칠 때 오는 손해가 우리에게 훨씬 크게 체감된다는 것입니다.

과잉 진단 논란은 갑상선암뿐일까?
전립선암과 유방암의 사례

이렇게 암 표지자 검사로 또 과잉 진단 논란이 생긴 암이 전립선암입니다. 1898년에서 2017년 사이 성인 사망자의 부검 결과를 분석한 연구에 따르면, 부검자의 21퍼센트가 전립선암이 있는 것이 확인되었습니다. 120년이라는 긴 세월 동안 이 비율에는 변화가 없었고, 특히 90세가 넘은 사람 중에서는 절반 이상에서 전립선암이 발견되었습니다.[5] 부검 대상자가 전립선암과 무관한 이유로 사망한 사람이라는 점을 감안하면 조용히 있는 암이 얼마나 많은지 알 수 있습니다. 건강검진의 암 표지자 검사로 발생이 폭증했지만 사망률은 큰 변화가 없는 대표적인 암이 전립선암입니다. 한편 암 표지자 검사는 DNA, RNA, 세포 부속물 등을 대량으로 검출하는 액체 생검liquid biopsy이라는 첨단 기술로 다시 한번 진화하는 중입니다. 현재 비급여 검사인 액체 생검은 검사 범위와 방법에 따라 검사비가 95만원에서 424만원까지 다양한데, '암' 공포증에 힘입어 급여 항목으로 인정받을 수 있을 것으로 예상됩니다.[6] 관련 기술이 제대로 개발되기도 전부터 (저는 과대 선전이라고 봅니다만) '혈액 한방울로 암 진단'이라는 구호가 많은 환자들에게 어필했었는데, 액체 생검 역시 같은 논리로 환자들을 모을 것이라 봅니다. 『포천』*Fortune*지의 전망에 따르면, 2025년도에 116.6억 달러 규모로 추산되던 전세계 액체 생검 시장은 2026년에는 142.3억 달러, 2034년에는 1064.9억 달러로 급성장할 것으로 예상됩니다.[7] 저는 기술 자체에는 죄가 없다고 보는 입장입니다. 우리가 갖고 있는 암 공포증을 활용하여 그 기술을 이용할 때 나타날지 모르는 많은 문제점들에 대해 너무도 알려져 있지 않은 것이 문제일 뿐이지요. 현명한 독자께서는 정밀 검사는 가짜 환자를 양산한다는 것만 기억하십시오.

유방암 역시 과잉 진단의 논란에 오르는 암입니다. 대학병원에 가면 유방·내분비 클리닉 간판이 제일 잘 보이는 곳에 있지요. 10년 전에 미국에서 유방암 검진을 놓고 큰 소동이 벌어졌습니다. 미국 암학회에서 유방암 조기 검진 권장 연령을 기존의 40세 이상에서 45세 이상으로 올린 사건이었는데, 미국은 사적인 의료보험이 더 많이 이용되는 나라이기 때문에 이렇게 학회에서 지침을 바꾸게 되면 이전과 달리 45세 이하의 사람들은 유방암 검사 시 보험 급여를 인정받지 못할 수 있습니다. 미국은 의료비가 천문학적으로 비싸기 때문에 이렇게 되면 그같은 사람들이 검진을 할 수 없게 되는 것이지요.

유방암 환자들이 목소리를 높여서 비난을 했습니다. "나는 40세에 유방암에 걸렸다. 우리 같은 사람들은 죽으라는 말이냐!" 미국은 한국에 비해 유방암 발생이 많은 나라이기도 합니다. 그러나 학회는 다음과 같은 입장을 굽히지 않았습니다. '45세 이하의 여성들의 경우 검진으로 유방암 조기 진단을 받아서 얻는 이득보다 45세 이하에서의 상대적으로 낮은 발병률, 그리고 검사 결과의 모호함으로 인해서 오는 손해가 더 크다.' 암 검진에 흔히 이용되는 유방 촬영에서 암이 아닌데도 이상 음영이 보이는 경우가 많기 때문입니다. 환자 단체의 격한 항의에도 불구하고 그다음 해에 이 기준은 다시 50세부터로 상향 조정됩니다. 이 사건을 접하고 저는 정말 부러웠습니다. 의료보험 자체에 수많은 제도적 문제를 지닌 미국일지라도 적어도 이때에는 전문가들의 소신이 존중된 듯해서요. 행정과 정치적 판단 중심으로 주요 의료 정책들이 결정되는 우리나라 같으면 아마도 같은 결과를 기대하기는 쉽지 않은 일일 테지요.

다시 앞의 미국 갑상선암 그래프를 살펴보겠습니다. 이 암이 생존 확률이 높은 암이라고는 하지만 엄연히 환자의 4퍼센트 정도는 이 암으로 사망합니다. 그러면 4퍼센트라는 사망 확률을 감수하고 검진을 받지 않는 선택을 우리가 할 수 있을까요? 그 답은 의사들이 할 수 없는 것입니다. 사람에 따라서는 '4퍼센트 정도면 뭐 받아들이지요' 할 수도 있겠지만, 대부분의 사람들에게 이것은 받아들일 수 없는 확률이 됩니다. 현대 의료가 불로장생을 약속한다고 믿게 된 요즘의 사람들에게는 단 0.1퍼센트의 확률이라도 받아들일 수 없다는 분위기가 팽배합니다. 그렇다면 온몸을 뒤져가며 암세포를 찾아내려는 노력은 멈춰질 수가 없게 됩니다. 의사들이란 건강에 대한 문제를 해결해달라고 오는 사람들을 위해 존재하는 사람들이기 때문에 이들이 자신의 몸에 숨어 있을지도 모르는 암을 찾아달라고 하면 열심히 찾을 수밖에 없습니다. 그런데 암이 생길 위험이 있다는 장기마다 칼을 대나간다면 우리 몸에 성히 남아 있을 장기는 과연 무엇일까요?

갑상선암 과잉 진단 논란이 일어난 지도 또 10여년이 흘렀습니다. 요즘은 어떨까요? 2024년 1월에 보건복지부와 중앙암등록본부(국립암센터)가 발표한 '2021년 국가암등록통계' 자료에 따르면 갑상선암은 여전히 우리나라에서 가장 많이 진단되는 암이었습니다. 더 곤란한 것은 갑상선암 진단 환자의 5년 상대 생존율이 100.1퍼센트였다는 점입니다. 갑상선암에 걸리면 일반인보다 생존율이 더 높아진다는 의미입니다. 감상선암 과잉 진단에 대한 목소리를 내어온 국립암센터 서홍관 원장은 자신의 SNS에 「갑상선암 과잉 진단을 안타까워한다」는 글을 게재했습니다.[8] 한편 고려대학교 연구팀이 2005년부터 2018년까지 43만 4228명의 갑상선암 환자를 대상으로 갑상선암 관련 사망률 변화를 분석한 결과, 갑상선암 발생률은 2012년까지 계속 증가했으나 과잉 진단 논란이 불거진 2015년 급감한 뒤 2018년까지는 안정세를 보였습니다. 갑상선암 사망률은 2005년 1000인년

당 1.94명에서 2013년 0.76명으로 감소했으나(미국의 통계를 보여주는, 앞에 제시된 그래프의 갑상선암 사망률 4퍼센트와 큰 차이를 보이는 것은 한국의 갑상선암 치료율이 그만큼 높다는 것을 의미합니다), 2018년에는 2.70명으로 다시 증가했습니다.[9] 이 결과를 어떻게 해석해야 할까요?

갑상선암은 대부분 예후가 매우 좋지만 드물게는 예후가 좋지 않은 양극단의 특성을 갖기 때문에 과잉 진료와 과소 진료 모두 주의해야 한다고 연구진은 말합니다. 그러나 이 연구에서 2018년 사망률이 늘어난 것에 대해 갑상선암 진단이 줄어들면서 '갑상선암 사망자 수'가 같더라도 분모인 '갑상선암 환자 수'가 줄어들어 치명률이 높아진 것일 뿐 사망률과 사망자 수는 과잉 진단 논란 전후에 변함이 없다는 반론이 제기되기도 했습니다. 저는 결국 삶과 죽음에 대한 개개인의 철학이 중요하다고 봅니다. 개인이 자신의 몸과 건강에 대해 보다 현명한 결정을 할 수 있도록 객관적이고 심층적인 정보와 함께 의료의 인문·사회적 측면이 강조되어야 할 것이라 보는데요. 그러나 우리나라와 같이 검사가 중요시되고 맥락이 삭제되는 의료 현장에서는 이런 깊은 이야기가 나누어지기 불가능할 뿐만 아니라 만약이라도 그랬을 경우 공포심만 조장되기 쉽습니다.

2014년 과잉 진단 논쟁이 한창이었을 때 대한갑상선학회 이사장은 이렇게 말했습니다. "개인이 자기 돈을 내고 자신의 건강 상태를 점검하는 것은 일종의 기본권입니다. 이를 어느 누구도 잘못된 행동이라고 비판할 수는 없습니다."[10] 글쎄요. 저는 한마디 덧붙이고 싶습니다. "건강검진은 개인이 자기 돈으로 받을지 모르지만 이렇게 해서 발견되는 자잘한 이상들에 대해서는 건강보험의 돈이 쓰이게 됩니다. 의료는 소비주의로 접근하면 곤란한 공적 자원입니다."

과잉 진단과 조기 진단, 과잉 치료와 조기 치료는 동의어입니다. 건강하게 오래 살고 싶은 모두의 마음이 의료산업의 이윤추구와 절묘하게 맞아떨어진 결과이기 때문입니다.

불확실성은 우리 삶의 기본 조건입니다

"검사 결과가 어떻게 나왔나요?"

"네. 진단은 지난번에 제가 진찰하고 말씀드린 그대로입니다. 다행히 염증 지표가 아주 높지는 않아서 약을 약하게 써보아도 될 것 같아요."

"(푸우, 한숨을 쉬며) 제가 나이도 많지 않은데 병이 몇개인지 모르겠습니다. 어렸을 때 진단받았던 병도 있는데요. 그 병과 지금의 병이 관련이 있는 건가요?"

"네. 연관이 있습니다."

"앞으로 어떻게 해야 할까요? 이것도 낫지 않는 병이지요?"

"오래가는 병입니다. 마라톤을 뛰실 준비를 하셔야 합니다. 다만 병원 진료를 받으시면 됩니다. 그러면 완주하시는 데에는 문제가 없습니다."

"저는 앞으로 어떻게 살아야 할까요? 이제 겨우 사십 문턱을 넘었는데……"

"지금부터 약을 계속 먹어야 한다는 사실을 받아들이기 어려우실 건 알아요. 하지만 완전히 건강한 몸을 가진 인간은 어디에도 없습니다. 크고 작은 병을 가지고 살아가는 것이 인간의 존재 조건이거든요."

"저만 이런 거 같은데요."

"물론 우리 환자분은 반드시 약을 먹어야 하는, 가볍지 않은 병을 가지시게 된 건 맞는데요. 지금부터 또 병을 다독여가며 살아가는 건 그리 어렵지 않으실 겁니다. 다행히 요즘은 좋은 약들이 많이 나와 있어서 옛날처럼 장애가 남거나 하지는 않아요."

"부작용은 없는 건가요?"

"부작용이 없으면 약이라 하지도 않습니다. 약의 효과와 부작용은 동전의 양면과 같은 것이거든요. 하지만 병을 방치하는 경우 약을 써서 생기는 부작용에 의한 손해보다 훨씬 더 큰 손해가 생기기 때문에 부작용의 위험을 무릅쓰고 약을 쓰는 것이지요."

"그래도 약은 먹기 싫어요. 자연요법으로 해보고 싶어요."

굉장히 흔히 보는 사례입니다. 저도 약 쓰는 걸 좋아하지 않는 편이어서 항상 약은 꼭 필요한 경우에만, 최소한으로 쓰려고 나름 노력하고 있는데, 이처럼 약의 존재 이유조차 이해하지 못하는 환자의 경우에는 참 어렵습니다. 이런 분들을 너무 많이 보다보니 왜 이분들이 이런 생각을 가지게 되었는지 이해해보려고 하는데요. '나의 소중한 몸에 병이 생겼는데 부작용이 있는 화학물질로 대처하는 건 용납이 안 돼!'와 같은 생각이실 듯합니다. 그래서 부작용 없는 완벽한 치료제 — 천연물, 건강식품 — 로 자연치료를 시도하시는 분들이 있지만 결과는 좋지 않지요. 만일 결과가 좋은 환자가 있다면 저는 의사나 환자가 아무것도 하지 않아도 자연히 치료가 이루어질 상황이었다고 봅니다. 그런데 또 아무것도 안 하고 방치하는 건 환자가 받아들일 수 없으니 오늘도 건강식품 산업은 막대한 돈을 벌어들입니다. 제 입장에서 보기에는 치료 시기가 너무 늦어져서 병이 악화되거나 최악으로는 거액의 돈을 쓰고 가정불화까지 생기는 경우가 더 많은 것 같습니다. 아무튼 완벽한 건강과 몸에 대한 환상은 여러가지 문제를 가져옵니다.

환자에게 새로운 병을 진단하는 건 항상 조심스럽습니다. 생명에 지장이 없는 병이라 하더라도 경우에 따라서는 아주 비관적으로 받아들이는 분들이 많습니다. 우리에게 완벽한 몸, 완벽한 삶이 기준처럼 되어 있기 때문입니다. 인간의 존재 조건이 불확실성과 불완전성이라는 동서고금의 진실은 잊힌 지 오래인 듯합니다. 완벽한 몸과 삶에 대한 바람이 우리가 타 선진국 국민들에 비해서 오래 살고 있음에도 항상 건강에 대해 걱정을 하는 이유가 아닌가 생각합니다. 의사들이란 자신을 찾아온 환자들의 문제를 찾아내서 해결해줄 것을 요구받는 사람들이기 때문에 사람들이 의사를 자주 찾는 만큼 크고 작은 병은 늘어나게 되어 있습니다. 사람의 몸은 완벽하지 않으니까요. 우리나라처럼 의사가 환자를 찬찬히 보기보다는 검사 위주의 진료를 하도록 몰고 가는 현실에서는 더더욱 검사에서의 이상 소견만으로 환자가 되어버리는 경우도 많습니다. 그런데 왜 이렇게 되었을까요?

오징어 게임: 돈과 건강에 목숨 걸 수밖에 없는 한국사회

우리나라에서 제작되어 순식간에 전세계적인 선풍을 일으킨 「오징어 게임」이 작년 시즌 3으로 대단원의 막을 내렸습니다. 저도 모든 회차를 다 본 건 아니지만 한번 보기 시작하면 멈추기 어려운 드라마의 속성상 꽤 몰입하면서 여러 회차를 보았습니다. 보고 나서는 쓴맛만 가득했지만요. 아마 「오징어 게임」을 보고 기분이 좋아졌다는 분은 안 계실 것 같기는 합니다. 이런 드라마가 한국에서 만들어졌다는 게 더 씁쓸합니다. 상대방을 죽이고 살아남아야 한다는 잔인한 설정은 2000년대 초반에 공개된 충격적인 영화 「배틀로얄」Battle Royale 을 포함한 몇몇 일본 영화의 플롯과 유사해서 표절 비판이 많았는데요. 일본 영화들을 다 본 건 아니지만 공통적인 정서인 경쟁 사회를 풍자한 피 튀기는 살인 게임이라는 이유 말고 「오징어 게임」이 특별히 불편한 이유들이 있었습니다.

그것은 게임에 참여하는 사람들 때문인데요. 길에 차고도 넘치는 신용 불량자들, 가족과 삶이 무너진 사람들의 모습이 우리나라의 현실에서 너무나 실감이 났기 때문입니다. 금전적으로 낭떠러지에 서 있는 사람들, 이른바 이 시대의 잉여들인데요. 드라마를 보다보면 게임의 설계자들에 대해 비판하기보다는 이런 극단적인 상황에 처한 참가자들이 서로의 인성 레벨에 따라 악전고투를 벌이는 모습에 저도 모르게 게임 참가자들 안에서 빌런을 찾아 욕을 하게 되는 것이 섬찟했기 때문이기도 합니다. 이렇게 극단적으로 강자에 관용적이고 약자에 가혹한 정서는 한국 드라마가 아니면 보기 어려운 것이 아닐까 생각하면 정말 불편했습니다. 이 드라마가 전세계적으로 흥행에 성공한 건 인간의 악한 심성을 이렇게까지 여과 없이 끄집어내어 실감나게 묘사를 했기 때문일 것입니다.

극 중에서 하늘에 매달려 있는 돼지 저금통은 언론에서 광범위하게 언급된 2021년 미국의 퓨리서치센터 연구 결과를 바로 연상하게 합니다. 세계 17개국 국민 1만 8850여명을 표본으로 해서 시행된 가치관 조사 '무엇이 인생에 의미를 주는가?'What Makes Life Meaningful? Views From 17 Advanced Economies였는데요.[11] 조사는 '지금 당신의 삶을 의미있고 만족스럽게 하는 것이 무엇입니까'라는 질문이 주어지고 조사 참가자들이 가족, 건강, 직업, 물질적 풍요 등 여러 항목들에 대해 '그

순위 나라	1순위	2순위	3순위	4순위	5순위
호주	가족	직업	친구	물질적 풍요	사회
뉴질랜드	가족	직업	친구	물질적 풍요	사회
스웨덴	가족	직업	친구	물질적 풍요·건강	
프랑스	가족	직업	건강	물질적 풍요	친구
그리스	가족	직업	건강	친구	취미
독일	가족	직업·건강		물질적 풍요·일반적으로 좋다	
캐나다	가족	직업	물질적 풍요	친구	사회
싱가포르	가족	직업	사회	물질적 풍요	친구
이탈리아	가족·직업		물질적 풍요	건강	친구
네덜란드	가족	물질적 풍요	건강	친구	직업
벨기에	가족	물질적 풍요	직업	건강	친구
일본	가족	물질적 풍요	직업·건강		취미
영국	가족	친구	취미	직업	건강
미국	가족	친구	물질적 풍요	직업	종교·신념
스페인	건강	물질적 풍요	직업	가족	사회
한국	물질적 풍요	건강	가족	일반적으로 좋다	사회·자유로움
대만	사회	물질적 풍요	가족	자유로움	취미

렇다' '아니다'를 표시하는 방식으로 진행되었습니다. 한국은 17개 국 중 물질적 풍요, 즉 돈이 중요하다고 답한 사람이 가장 많은 유일한 국가였습니다. 다른 선택지는 제쳐두고 돈만 중요하다고 답한 비율도 가장 높았습니다. 참고로 17개국 중 14개국 국민들은 가족이

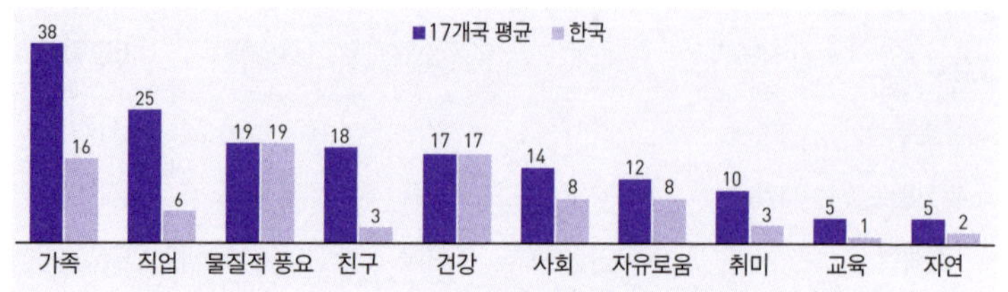

삶에서 가치 있게 여기는 것에 대한 가치 항목별 선택 비율(%)

중요하다고 답을 한 비율이 가장 높았습니다. 앞 장에서 언급한 소시오패스 성향과 연결지으면 「오징어 게임」의 세계관이 바로 그려집니다.

그런데 연구 결과를 잘 살펴보면 한국인이 돈에만 눈이 먼 괴물이라는 뜻은 아님을 알 수 있습니다. 오히려 저는 이 연구 결과를 살펴보고 깊은 슬픔을 느꼈는데요. 이 조사는 참가자들이 여러 항목에 대해 '중요하다'고 중복으로 선택할 수 있었기 때문에 비율로만 본다면 한국보다도 '돈'이 중요하다고 답한 국민의 비율이 높은 나라도 많았습니다. 그 나라의 국민들은 '돈'을 다른 가치보다 덜 선택했을 뿐이지요. 연구 결과에서 한국인들은 직업·친구·취미·교육·자연 등 다른 대부분의 가치에 대해 '의미가 없다'고 반응을 합니다.

사랑하는 상대, 친구와 동료 등이 중요하다고 답한 비율이 꼴찌였습니다. 일 중독의 나라의 국민들임에도 불구하고 직업에서 의미를 찾는 사람 또한 가장 적습니다. 이런 성향은 동아시아권 국가들(일본, 대만, 싱가포르)에서도 비교적 유사하게 나타났지만 한국은 그

중에서도 독보적입니다. 한국인은 '돈만 아는 한국인'이어서가 아니라 그나마 돈이 중요하다고 답한 사람의 비율이 다른 가치가 중요하다고 본 경우보다 상대적으로 높았을 뿐입니다. 무슨 의미일까요? 한국인은 무엇에도 삶의 의의를 찾지 못합니다. 한마디로 대한민국 사회는 붕괴된 것입니다.

서구에서 사회민주주의를 표방하던 정당들이 집권하던 시대가 저물고 맹위를 떨치기 시작한 신자유주의의 영향을 우리나라만큼 처참하게 받은 나라도 많지 않을 것 같습니다. IMF 구제금융 사태로부터 본격적으로 우리나라의 공동체가 무너지기 시작했는데, 사람들을 각자도생, 무한 경쟁의 상황으로 몰아가던 신자유주의는 이미 서구에서는 파산선고를 받았지만 우리나라에서만큼은 조금도 사그라들지 않는 것 같습니다. 서구에서 신자유주의에 대한 비판이 본격적으로 대두되던 2008년에 나온 미국 드라마 「브레이킹 배드」Breaking Bad는 질병에 걸리면서 돈이 필요해서 마약을 제조하게 되는 교사의 이야기를 다루고 있습니다. 미국에서는 중산층이어도 질병에 걸리게 되면 삶의 기반이 흔들립니다. 미국보다 나은 의료제도를 갖추었다는 우리나라에서도 질병은 한 가정을 파국으로 몰고 갈 파급력을 가집니다.

우리나라는 전국민 건강보험에 의해 국민들이 적은 비용으로 치료를 받을 수 있다는 통념이 허상이라는 것이 최근의 데이터에서 드러났는데, 2020년 기준 가구당 연평균 의료비 부담은 240만원이고[12]

가계 소비지출 대비 6.8퍼센트[13]에 달해서 OECD 국가 중 의료비 부담이 두번째로 높은 나라입니다. 그 이유는 국민건강보험의 보장률이 낮기 때문입니다. 나라 경제가 발전하면서 늘어나는 의료 수요에 따라 건강보험료를 적절하게 조정해가며 징수했어야 했는데 국가는 그렇게 하지 않았고, 그 결과가 지금과 같은 높은 본인부담률과 실손보험의 의료 시장 장악입니다. 게다가 사회안전망이 없다시피 한 우리나라에서는 국민들이 믿을 것이라곤 내 건강한 몸 하나뿐이라고 생각할 수밖에 없습니다. 나 하나 아프면 가족까지 모두 나락으로 떨어지는 위태로운 사회에 우리는 살고 있습니다. 이런 상황이기 때문에 한국인은 가족을 삶의 의미에서 지우고 있습니다.

노인 빈곤율은 OECD 최고 수준이고 가족은 붕괴되고 돌봄 시스템은 턱없이 부족하기 때문에 나이 들면 당연히 찾아오는 여러가지 건강 문제들을 느긋하게 바라볼 수만도 없습니다. 건강에 목숨 걸고 매달릴 수밖에 없는 이유입니다. 앞의 퓨리서치 연구에서 돈을 제외한 거의 모든 항목에서 의미가 없다고 답한 한국인들도 건강은 돈 다음으로 중요하다고 답한 사람이 많았습니다.

문화차원이론cultural dimensions theory을 제창한 헤이르트 호프스테더 Geert Hofstede라는 네덜란드의 사회심리학자가 있는데, 어느 사회의 문화가 그 사회 구성원의 가치관에 미치는 영향을 연구한 분입니다. 이분이 제시한 사회 분석 이론 가운데 불확실성 회피uncertainty avoidance 경향이라는 것이 있습니다. 어느 사회의 구성원이 불확실성과 모호함에 대해 위협감을 느끼고 이러한 상황을 피하려고 하는 정도를 의미합니다.[14] 불확실성 회피 성향이 낮은 사회의 사람들은 규칙을 적게 만들려고 하고 실용적이며 변화에 관용적인 반면, 이 성향이 높은 사회에서는 계획과 규범, 법과 규제를 이용하는 것을 선호합니다.[15] 이 이론에 따르면 우리나라는 불확실성을 회피하려는 경향이 매우 큰 나라로 관찰되었습니다.

일반적으로 불확실성 회피 성향이 높은 국가는 보수적이라고 간주되는데, 동양권의 국가들이 서구 국가들보다 이 성향이 더 높은 경향을 보입니다. 이런 현상이 나타나는 데는 단순한 한두가지 이유가 아닌 오랜 역사와 문화적인 배경이 작용했을 것입니다. 불확실성 회피 성향은 여러가지 파생 효과를 낳는데, 의료 영역에서는 수많은 검사와 검진을 통해서 몸의 안녕을 확인하고 싶어하는 사람들의 심리가 이와 연관이 있다고 저는 생각합니다. 질병이 가져오는 결과가 너무 끔찍하기 때문에 어떻게든 그런 결과를 피해보려고 발버둥치는 것이지요. 비극적인 것은 그런 안간힘이 더 큰 불확실성과 불안을 가져온다는 사실이지만요.

미국의 한 연구는 심각한 질환의 가능성이 높지 않은 환자들에게 다양한 증상을 이유로 검사를 시행한 후 건강에 대한 이들의 우려가 얼마나 해소되었는지를 분석했습니다.[16] 결과는 제가 생각했던 것과 거의 일치했는데요. 두통 때문에 뇌 자기공명영상을 촬영한 사람들, 요통 때문에 요추 엑스레이[X-ray]를 찍은 사람들에게 질병에 대한 우려는 작아지지 않았습니다. 심장 두근거림 때문에 심전도 모니터 검사를 한 사람들은 불안 정도가 근소하게 더 커지기도 했습니다.

정리를 해보겠습니다. 제가 하도 건강검진의 문제를 지적하고 다니니 "그래서 하라는 소리야, 하지 말라는 소리야?" 하고 따지는 분들도 계십니다. 확실히 우리나라는 불확실성 회피 성향이 높은 나라 맞습니다! 답은 별수 없지만 "그건 개인이 정할 문제입니다"라고 하는 수밖에 없습니다. 건강검진을 받지 않았을 때 이를 받았다면 피할 수 있는 나쁜 결과가 생길 확률은 개인마다 조금씩 다를 것입니다. 평소 건강 관리가 잘 안 된 분들은 이 확률이 조금 더 높을 수도 있고요. 예를 들어 갑상선암 사망 확률이 건강검진을 통해서 이 암이 조기에 발견된 경우 0.2퍼센트, 그렇지 않은 경우 2.2퍼센트라고 가정하면 그 2퍼센트의 차이를 내가 받아들일 수 있는가로부터 질문을 시작해야 합니다. 간단하지 않지요. 결국 과학과 인생 철학이 만나야 내려질 수 있는 결정입니다.

이게 어려우니까 사람들이 오늘도 비싼 돈을 내고 검진을 하며 시원치 않으나마 일시적인 위안을 얻어보려 하는 것이겠지요. 저는 이런 말을 하고 다니다가 정말 무슨 진행된 암이 발견되어 "그것 봐라" 하는 분들이 계실까봐 좀 우려되기는 하지만, 뭐 그걸 어쩌겠습니까. 지금까지 그럭저럭 잘 살았으니 또 내 운이라 받아들일 수밖에요.

건강검진을 받기 전에 생각해보아야 하는 것

1) 암 검사상 이상 소견이 나왔을 때 혹은 애매한 소견이 나왔을 때 자신이 제대로 대처할 수 있는지를 생각해봅니다.

암 표지자 검사의 경우 그 수치가 올라갔다는 사실만으로는 암세포가 있다는 것을 확언할 수 없는 것입니다. 수많은 후속 검사가 뒤따르게 됩니다. 그러고도 답이 안 나오는 경우도 있습니다. 암세포가 있다 하더라도 모든 경우가 다 진행돼서 생명을 위협하는 것이 아닐 수도 있습니다. 앞에서 제가 과잉 진단과 조기 진단이 동의어라는 말을 했는데, 현재 과잉 진단에 관해 논의되고 있는 암은 갑상선암, 유방암, 전립선암 등입니다.

2) 질병 예방의 의미가 없는 검사들이 포함되어 있을 가능성을 인지합니다.

관절 증상이 없는 사람에게 시행하는 류마티스 검사, 염증 수치 검사 등이 대표적입니다.

3) 대부분의 만성 질환은 일과성 이상이 아니라 긴 시간의 흐름을 따르는 것이라는 걸 이해합니다.

혈압의 경우를 예로 들면, 병원에만 오면 혈압이 오르는 분들 중에는 집에서 정기적으로 측정했을 때 정상 혈압인 경우가 다수입니다.

4) 고가의 검사들로 건강을 살 수 없다는 것을 인식합니다.

우리가 두려워하는 많은 질환들은 생활습관과 연관되어 있습니다. 검진 전에 생활습관의 문제를 먼저 점검해봅니다. 자칫 검사들에서 이상이 없다는 이유로 나쁜 생활습관을 버리지 않게 된다면 오히려 검진이 해가 될 수도 있습니다.

제3장

늙는 건가요, 아픈 건가요?

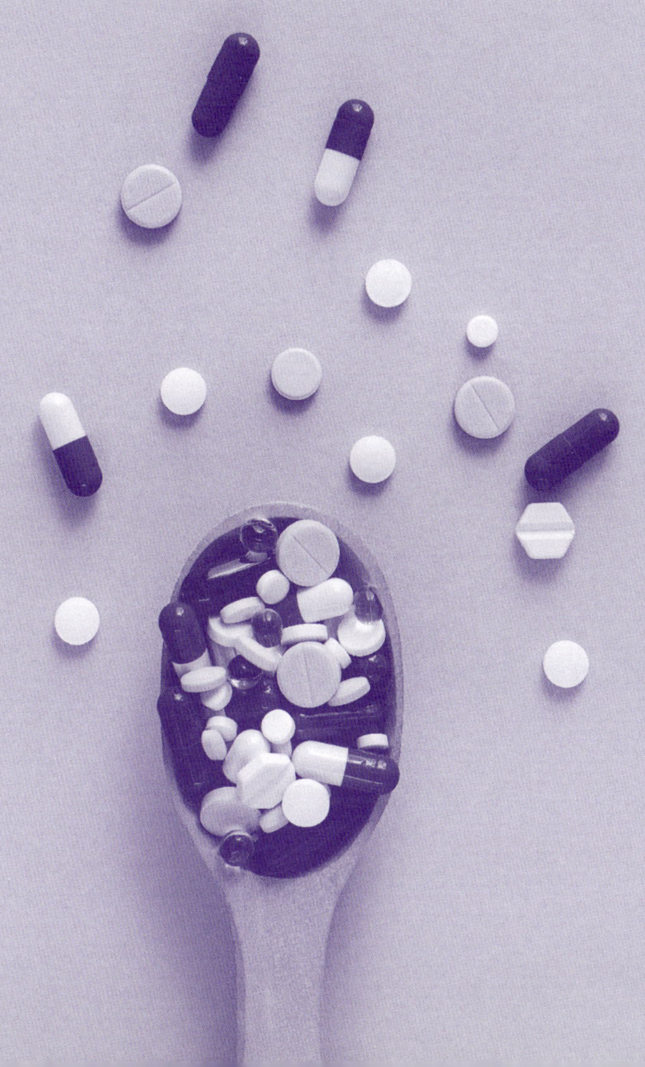

어디까지 질병이고, 어디부터 자연적인 노화일까

국가데이터처 자료에 따르면 한국인의 평균 기대수명은 1970년 62.3세에서 2010년 80.2세로 40년간 무려 20세 가까이 증가했습니다. 2024년 기대수명은 83.7세로 증가 폭이 둔화되기는 했지만 우리나라는 OECD 최장수국에 속합니다.[1] 그런데 이렇게 갑자기 수명이 길어지면서 우리 사회는 이 변화된 상황에 적응을 못하고 있습니다. 건강수명이 길지 않다는 걱정에서부터 간병 살인으로까지 이어지는 돌봄의 문제, 그리고 소득에 따라 수명의 격차가 벌어지는 불평등의 문제까지 그 구성원들이 갑자기 오래 살게 된 사회에는 해결되어야 할 많은 문제들이 있습니다.

병원 풍경도 많이 변하고 있습니다. 중환자실이 대표적인데요. 중환자실에는 50대 환자가 청년처럼 보일 만큼 고령 환자가 많습니다. 인공호흡기와 집중 감시로 상징되는 중환자실 침상은 날이 갈수록 부족해지고 있습니다. 환자가 오면 중증도에 따라 이들을 신속히 구분하고 입원시킬지 귀가하도록 할지를 정해야 하는 응급실에까지 응급중환자실을 만들어 환자에게 인공호흡기를 달고 연명 치료를 하는 대학병원의 현실은 우리나라의 의료가 고령화 사회에서 갈피를 잡지 못하고 있다는 방증처럼 보이기도 합니다. 그 많은 병상과 의사에도 불구하고 서울은 중증 외상 환자 사망률이 다른 지역에 비해 높습니다. 대형 병원들은 기존에 치료하던 만성 고령 환자들이 가득해서 중증 외상 환자들을 받을 자리가 없기 때문입니다.

완벽한 건강을 바라는 마음은 늙지 않고 싶은 욕망과 거의 일치하는 것 같습니다. 건강식품 시장에서 가장 큰 부분을 차지하는 것이 항노화 관련 품목들입니다. 불로초를 찾았던 2000여년 전의 진시황의 마음은 현대에도 그대로 이어집니다. 과학의 눈부신 성취 때문인지 아닌 게 아니라 현대의 노인들은 한 세대 전에 비해 월등히 젊습니다. 외관상으로 젊어 보일 뿐 아니라 신체 건강도 더 나아진 것 같습니다. 제가 1960년대에 나온 일본 추리소설을 읽다가 제 나이의 여성이 '노파'라고 서술된 걸 보고 웃었던 기억이 납니다. 그 말을 남편에게 했더니 남편이 저더러 '김 노파'라고 부르기 시작했습니다. 이제 나이대로 보이는 건 큰 흉이 되고 욕이 되고 있습니다. 2024년에 나온 영화 「서브스턴스The substance」는 여성에게 특히 가혹하게 드리워지는 늙음의 질곡을 끔찍하게 묘사하기도 했지요. 과연 이제 우리는 불로초에 한걸음 다가갔다고 할 수 있을까요?

죽고 싶지 않은 마음은 누구에게나 있겠지만 그건 너무 거창한 바람이기 때문에 좀더 소박하게 '죽을 때 죽더라도 살아 있는 동안은 건강하게' 정도로 희망 사항을 하향 조정하는 분들이 대부분일 것 같습니다. 지난 세기에 과학의 발전에 힘입어 우리 몸에 해를 끼치는 다양한 물질들과 생활습관에 관한 방대한 정보가 축적되었습니다. 덕분에 우리는 전 세대에 비해 더 건강한 식습관과 환경을 가지게 되었습니다. 그러나 그렇다 하더라도 세월이라는 거대한 흐름을 막기에는 한참 부족합니다. 수명이 길어지면서 어김없이 나타나는 다양한 노화 현상들을 마주하게 되면 큰 혼돈에 빠지게 됩니다. 어디까지가 고쳐야 하는 질병이고 어디까지는 어쩔 수 없는 신체의 변화로 받아들여야 할까요?

"어떻게 불편하신가요?"
"제 손 좀 보세요. 이렇게 갑자기 변했어요."
"네…… 손이 아프거나 집안일 하는 데 지장이 있으신가요? 설거지하다가 그릇을 놓친다든지……"

“아니요. 그 정도는 아니에요. 그런데 제 친구들 중에는 손이 이렇게 변한 애들이 없는데 나만 이래요. 창피해서 손을 못 내놓겠어요.”

“글쎄요. 제가 보기에 이건 손에 생기는 퇴행성 관절염이고 지금 연세에 아주 드문 일은 아니라고 봐요. 물론 이렇게 손가락 마디에서 뼈가 튀어나오는 문제가 안 생기는 분들도 있지만 아무 이유 없이 생기는 분들도 많아요.”

“저는요, 살림하느라고 손을 많이 쓰거나 그러지도 않거든요. 그런데 왜 이런 게 생긴 거지요?”

“나이 들면서 생기는 자연적인 현상이에요.”

“아니, 제 친구들은 아무도 이런 거 안 생겼다니까요.”

“유전적 성향도 조금은 있어서 여자 형제들이나 어머니 손 모양을 닮기도 하고요.”

“그러고 보니 돌아가신 우리 어머니가 손마디가 많이 변형이 되셨어요.”

“지금 이 문제로 따로 검사를 할 필요는 없으세요. 약도 필요하지 않고요.”

“아니, 그러면 못 고친다는 건가요? 내 손이 이렇게 계속 변형이 되는데 이대로 살라는 건가요?”

노화에 동반되는 여러 문제들에 대해 약을 쓰거나 치료할 필요가 없다는 말을 환자에게 하게 되면 가장 많이 듣는 말입니다. ‘이러고

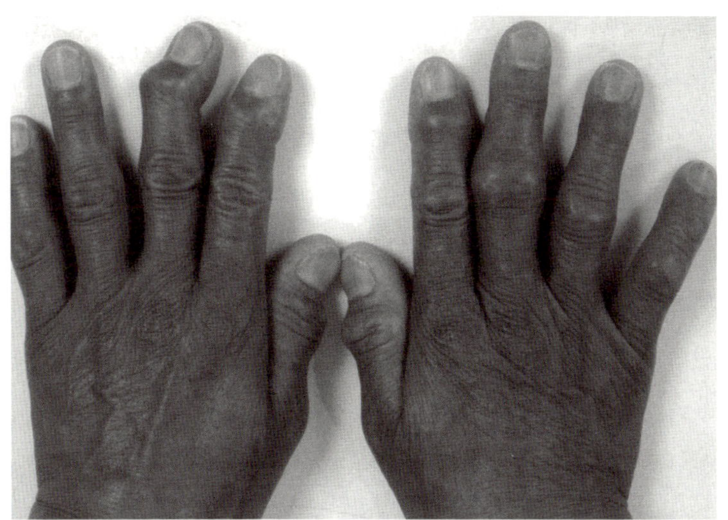

퇴행성 관절염의 대표적 증상인 뼈돌기 증상이 나타난 손마디

살라는 거예요? 방법을 찾아주세요.' 대략 난감해지지요.

퇴행성 관절염의 대표 증상은 손가락 마디에 뿔처럼 뼈가 자라 나오는 현상인데, 의학적 용어로 '골극骨棘'이라 부릅니다. 뼈돌기라고 표현을 해야 할 것 같습니다. 이것이 심해지면 마디가 굵어지면서 손가락이 틀어지기도 합니다. 기억을 더듬어보면 우리 할머니 세대들은 손 모양이 이런 분들이 참으로 많았습니다. 그런데 또 그 손으로 그 험한 세월을 살아내면서 가족들을 입히고 먹이셨지요. 퇴행성 관절염의 경우 환자들이 약을 먹어서 이런 변형을 막을 수 있는 것도 아니고, 약을 안 먹는다고 해서 변형이 더 심해지는 것도 아닙니다. 그러면 꼭 약을 쓸 필요는 없겠지요. 간간이 염증 반응이 심해질 때 통증을 잡아주고 좀 편하기 위한 목적으로 약을 쓸 수는 있습니다. 마치 감기약을 먹으면 감기가 빨리 낫지는 않아도 좀 덜 힘들게 지나가는 것처럼. 결국 의사 입장에서는 이런 때 처방할 수 있는 약이 소염진통제 정도밖에는 없습니다. 이런 약들은 고령층의 경우 장기 복용을 하면 득보다 실이 더 많은 약들입니다.

손마디가 좀 아픈 것은 그런대로 생활에 큰 지장은 없습니다. 그런데 무릎이나 척추같이 체중이 실리는 관절들에 퇴행성 관절염이 생기고 통증이 심해지면 사람들은 걷거나 몸을 지탱하는 것이 어려워지기 때문에 생활에 큰 어려움이 생깁니다. 진화의 역사를 살펴볼 때 퇴행성 관절염은 지금처럼 수명이 연장된 현실에서는 인류가 피할 수 없는 문제라는 생각을 하게 되는데, 특히 직립 보행을 하게 된 인류의 경우 무릎이나 척추와 같이 체중을 감당하는 관절에 더 큰 타격이 옵니다. 결국 근본적 치료가 이루어질 수 없는 것으로 귀결되는데, 많은 분들은 그 사실을 받아들이지 못하십니다. 아무리 노화에 따른 현상이라 하더라도 아프고 장애가 생기는 건 현실이니까요.

그래서 환자분들에게 관리가 중요하고 증상이 나타난 부위가 아픈 건 어쩔 수 없지만 많이 아픈 시기는 그러려니 하며 통증을 참고 좀 지내다보면 또 지나가게 되어 있어 그런대로 생활은 할 수 있다고 말씀드리지만, 납득을 하지 못하고 몇백만원짜리 재생 치료나 시술을 받는 분들이 계시기도 합니다. 여기에는 노화를 돈벌이의 기회로 보는 많은 주체들의 문제가 있습니다. 당장 국책 연구비 지원 사업의 과제에조차 관절염 치료 신약을 만들어내라는 것은 있지만, 연구자들이 운동과 근육 훈련 등을 통해 관절염을 관리하는 법을 연구하겠다고 하면 어느 곳에서도 연구비를 주지 않습니다. 보건 부문 연구비 제공 주체가 보건 '산업' 진흥원이 된 지는 오래되었는데, 의료와 보건을 미래 먹거리로 삼겠다고 호기롭게 말하는 관료들이 많습니다. 결국 현대 의료의 방향은 이렇게 근거는 없지만 그럴듯해 보이는 고가의 치료(치료가 맞는지 모르겠습니다)로 흘러갈 수밖에 없습니다. 하지만 질병의 맥락을 무시하고 고가의 재생 치료로 문제를 해결하겠다고 하는 건 마치 불이 나서 집이 다 탔는데 그런 집에 페인트칠만 하겠다는 것과 같다는 생각을 합니다.

관절염과 관련해서는 '연골이 닳았다'는 말도 흔히 듣게 되는데, 방사선 사진에서 보이는 연골 손상 정도는 통증과는 상관관계가 별로 없습니다. 심지어 '연골이 없다'는 수준의 소견을 보이는 분들 중 거의 3분의 1가량은 무증상입니다. 50세가 넘은 분들의 무릎은 증상이 없어도 자기공명영상과 같은 정밀한 촬영을 거치면 여러가지 이상이 관찰됩니다. 따라서 노년의 정밀 관절 촬영은 무수한 가짜 환자를 만들 수 있습니다.

무릎 관절염은 환자들이 정 고통스러워하는 경우에는 인공관절 수술이라는, 그런대로 괜찮은 치료 방법을 선택할 수 있습니다만 정말 답이 없는 것이 척추입니다. 어느날 제 외래 진료를 참관하러 온 학생이 연거푸 세분의 노인 환자가 '허리가 너무 아프다'고 말을 하는 걸 듣고 우울해진다고 하더군요. 세분은 마치 미리 말을 맞추기라도 한 듯 '이럴 거면 차라리 빨리 죽기라도 하면 좋을 텐데'라는 말을 했습니다. 설마 진심으로 그리되길 바라시는 것은 아닐 터인데, 몸이 아픈 노인 환자분들의 사정을 이해하지 못할 바는 아니지만 이에 대해 할 수 있는 것이 아무것도 없기에 저도 맥이 빠집니다.

제 남편은 척추 전문 신경외과 의사인데, 어느 나이가 되면서 노인의 퇴행성 척추 수술은 거의 안 하게 되었습니다. 이유를 묻는 저에게 "대부분은 할 필요가 없다"고 답을 하는데, 저는 이해할 수 있었습니다. 그럼에도 불구하고 환자들은 너무 아프니까 일단 뭐라도 해보려고 병원을 찾는 건데요. 허리 수술은 자기공명영상 등에서 보이는 많은 이상들 중 통증의 원인으로 생각되는 디스크 탈출증, 척추관협착증, 관절 불안정성 등을 찾아서 해당 부위를 손보는 것이 주를 이룹니다. 특별히 수술 자체가 어렵거나 위험한 것은 아니지만, 아무래도 고령층을 대상으로 한 수술이다보니 고령자 수술의 고유한 위험이 있습니다. 이런 퇴행성 척추 수술의 가장 큰 문제는 장기적인 효과가 불분명하다는 것입니다. 고령자들은 기껏 수술을 하고 나서도 아픈 것이 호전되지 않는 '수술 실패'의 확률이 젊은 사람들에 비해서 높기 때문에 '실패한 허리 수술 증후군'failed back surgery syndrome이라는 말까지 나올 정도입니다.[2] 일반적으로 10~40퍼센트의 허리 수술이 여기에 속한다는 보고도 있습니다.

자동차 수리에 비유를 하자면, 한가지 문제만 있는 자동차는 고쳐서 다시 탈 수 있지만 오래 운행해서 여기저기 고장이 난 자동차는 고치는 것이 여의치 않습니다. 고장난 곳에 모두 손을 대다보면 아예 차를 못 쓰게 되는 경우까지 있을 수 있지요. 나이 드신 분들의 척추가 그렇습니다. 문제가 한두가지가 아니기 때문에 수술로 고쳐질 수 있는 범위에 한계가 있습니다. 의사로서도 보이는 이상을 다 수술할 수는 없는 것이고요. 더 문제는 잠깐 효과가 있었다 해도 결국은 시간의 흐름 아래 그 효과가 또 사라져버린다는 것이지요.

퇴행성 관절염을 고치는 것은 아니지만 안전하고 효과도 좋은 통증 완화 방법 중 환자분들이 한사코 거부하는 것이 지팡이를 짚는 것입니다. 환자들이 지팡이를 짚고라도 활동하면 관절의 부하를 덜 수 있어서 통증을 경감할 수 있고 그 덕분에 운동량을 유지해서 근육 손실 등의 악영향을 면할 수 있습니다. 아파서 활동을 안 하면 근육을 잃고 그것이 더 통증을 악화시키는 악순환이 될 수 있으니까요.

예전에 제 일가친척 어르신이 허리가 아파서 어느 병원에 갔다가 수술하지 않으면 앉은뱅이가 된다는 말을 듣고 놀라서 제게 연락을 했습니다. 남편이 말씀드렸지요. "앉은뱅이 안 됩니다. 만일 그렇게 된다면 그때 수술하시면 됩니다." 그게 20년쯤 전인데 지금은 그 어르신이 치매에 걸려 계시기는 하지만 잘 걸으십니다. 이렇게 퇴행성 관절염으로 아픈 것은 죽도록 심하다가도 저절로 좀 좋아지기도 하기 때문에 기다려보는 것이 환자들에게는 최선의 치료가 될 수 있습니다. 물론 환자가 젊어질 수 없기에 병이 낫지는 않겠지요. 퇴행성 관절염은 노화와 함께 자신의 몸에 찾아오는 어쩔 수 없는 현상이라는 점을, 또 이는 말끔히 치료할 수는 없으니 생활습관을 통해 관리하고 적당히 통증을 조절하며 그러려니 살아가는 것이라는 점을 받아들이는 게 최선이라 봅니다.

"오늘 상태가 많이 좋아지셔서 약을 좀 줄여드려도 될 거 같아요."

"아, 네. 다행이네요. 감사합니다."

"오늘부터 약 용량을 좀 줄였는데요, 상태가 좋으신 날은 약 중에서 파란 약도 한번씩 빼고 드셔보세요."

"네. 그런데…… 뭐 좀 물어봐도 돼요?"

"관절 말고도 불편한 데가 있으신가요?"

"저기…… 제가 요즘 자꾸 흘리는데 혹시 약 때문에 그런 건가요?"

"흘리신다고요? 아! 언제부터 그러세요?"

"이 약 먹으면서부터 그랬어요."

"전에는 전혀 안 그러셨어요?"

"전에도 어쩌다 크게 웃는다든지 하면 그런 일이 있긴 했는데, 요즘은 너무 자주 그러는데요."

"약을 드시면 소변을 좀 자주 보고 싶으실 수는 있어요. 소변량이 늘다보면 아무래도 그런 문제가 더 심해지실 수 있지요. 이제 약이 줄어드니까 어떤가 좀 지켜보시면 될 거 같은데요."

"에휴, 선생님은 이게 얼마나 남사스럽고 창피한지 몰라. 난 당장에 수술이라도 하고 싶은걸요."

어느날 교수 모임에서 한 외과 선생님이 "예순살이 넘은 사람들의 절반은 (대소변을) 흘리고 다닌다"고 하셔서 놀란 적이 있는데요. 비아그라의 등장으로 어려움을 겪던 비뇨기과가 요실금 수술로 명맥을 유지하게 된 것을 보면 그럴 법하다는 생각이 듭니다. 외국의 통계에 따르면, 55세 이상 여성의 40퍼센트는 요실금 증상을 가지고 있다고 하기 때문입니다.[3] 요실금은 남성보다 여성에게서 10배 정도 더 흔하게 나타나지만 초고령이 되면 남녀 차이는 작아집니다. 제왕절개를 한 여성보다 자연분만을 한 여성에게 요실금이 더 많이 생기기 때문에 분만 시 생긴 요도 주변의 신경이나 골반 기저부 근육의 손상과 관련이 있음을 알 수 있습니다.

기침을 하거나 재채기를 할 때, 빨리 걷거나 뛸 때, 무거운 것을 들었을 때와 같이 배에 힘이 들어가고 복압이 올라가는 상황에서 발생하는 복압성 요실금과 갑자기 소변이 마려운 느낌과 함께 소변이 흘러나오는 절박성 요실금이 있고, 두가지 형태의 요실금이 함께 있는 경우도 많습니다. 실금을 하게 된 사람은 부끄러워서 누구에게 말도 못하고 심한 자존감 상실과 우울증으로 이어질 수 있습니다. 그뿐만 아니라 이들이 성급히 화장실을 찾다가 낙상을 하게 되는 일도 많고, 요실금을 갖고 있는 노인들은 위생상의 문제 때문에 욕창이 생기기 쉬워서 사망률까지 높아지게 된다고 합니다. 이 정도면 요실금은 병이라 해야 하지 않을까요? 아니면 동일 나이대의 절반이 가지고 있는 문제인데 그냥 노화라 해야 할까요?

요실금 수술은 이미 비뇨기과의 간판 수술이 될 만큼 널리 시행되고 있고 비교적 간단한 수술에 속하지만, 그래도 수술이기 때문에 방광이나 인근 복강 장기 손상의 우려가 있고 수술 후 소변을 보기가 어려워지는 등의 부작용도 있을 수 있습니다. 따라서 요실금에 관한 대부분의 진료 지침은 수술을 시행하기 전에 환자들에게 다양한 비수술적 방법을 시도해볼 것을 권합니다.

요실금 완화에 효과적인 비수술적 방법

1. 커피나 콜라 등 카페인 함유 음료를 피해 소변량을 줄인다.

2. 체중을 감량해 배설기관에 가해지는 압력을 줄인다.

3. 절박성 요실금의 경우, 정해진 시간에 화장실을 감으로써 소변을 참고 소변 보는 간격을 늘리는 방광 훈련 방법을 시도한다.

4. 케겔 운동을 꾸준히 한다.

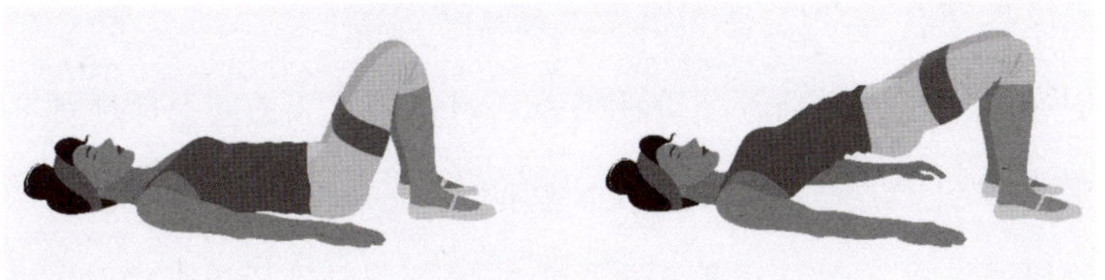

케겔 운동 5단계

1. 누운 자세에서 무릎을 굽히고 골반을 바닥에서 들어 올립니다.
2. 코로 숨을 들이마십니다.
3. 숨을 내쉬면서 동시에 골반 기저 근육을 수축시킵니다. (대소변을 참는 동작입니다.)
4. 3~5초간 그 상태를 유지합니다.
5. 수축을 풀면서 나머지 호흡을 입으로 내쉽니다.

건강을 지키기 위한 운동의 중요성이 알려지면서 다들 열심히 운동을 하는데 사람들이 의외로 잘 모르는 것이 '케겔 운동'이라고 알려진 골반 기저부 근육 강화 운동입니다. 대표적인 요실금의 운동 치료 방법이지요. 노화로 비롯되는 많은 문제들은 치료법이 있지 않으므로 속도를 늦추는 것이 최선이기 때문에 문제가 생기기 전부터(방귀를 참지 못하게 되어 곤란하다고 느끼는 시점이 적절할 수 있습니다) 꾸준히 케겔 운동을 함으로써 예방의 효과를 보는 것이 중요합니다.

대소변의 문제와 함께 청결의 척도가 되는 구취의 문제도 잠깐 짚어보겠습니다. 제 나이 또래 중에는 임플란트를 했다는 사람들을 꽤 보게 됩니다. 또 이전부터 입 냄새가 심한 사람을 보면 '저 사람 가족들은 왜 말을 안 해줄까?' 궁금해했던 경우가 많습니다. 저도 이를 잘 돌보는 편은 못 되었는데 전공의 시절에 어떤 치과 선생님에게

야단을 맞은 후 정신을 차리고 그때부터 이 관리를 제대로 하게 되었는데, 이제는 다행히 치과에 가면 나이에 비해 치조골 상태가 매우 양호하다는 말을 들어 감사하게 생각합니다. 우리가 어릴 때 우리 부모님들은 먹고 살기 바빠 아이들에게 이를 어떻게 관리해야 하는지 제대로 가르칠 여유가 없었던 것 같습니다. 놀랄 일도 아닌 것이 그 세대에는 노인들이 이가 다 빠져서 틀니를 하는 것이 당연지사로 받아들여졌고요.

노인의 상징 중 하나인 이가 빠지는 현상은 엄밀히 말하면 노화의 문제라기보다는 장시간의 관리 부재와 방치가 빚어낸 문제입니다. 우리 입안에는 700종이 넘는 세균이 살고 있는데, 이는 우리 몸에서 대장 다음으로 균이 많은 것이거든요. 입 냄새의 원인이 되는 치주염은 우리가 음식을 먹은 후 이 주변의 연조직에 잔여물이 남으면서 여기에 균이 달라붙어 진행됩니다. 이런 균의 아지트를 '플라크' plaque라고 하지요. 플라크가 단단한 치석으로 진행하면 이의 뿌리가 되는 치조골까지 손상시키고 결국 이가 빠지게 됩니다.

그러니 누가 옆에서 '입 냄새가 난다'고 말해주면 화를 낼 일이 아니라 하기 어려운 말을 나를 위해서 해주는 것이라고 고맙게 생각해야 합니다. 자신의 입 냄새는 알아채지 못하는 경우가 대부분인데, 저 역시 제 입에서 음식 냄새가 조금이라도 나면 난리를 치는 우리 딸의 등쌀에 못 이겨 이를 닦게 되고요. 아무래도 모르겠다는 분들은 사람들이 자신과 오래 이야기를 하지 않으려고 슬금슬금 피하는지 살펴봅니다. 칫솔질을 할 때 피가 나온다면 문제가 있다고 바로 알아차리는 것도 중요합니다. 어떤 건강 문제보다도 치아 건강은 관리가 중요합니다. 식사 후 바로 양치질을 하고 치간칫솔, 살균 가글링 제품을 꼼꼼하게 사용하면 이가 빠져서 경우에 따라서는 수백만원에 달하기도 하는 임플란트를 심어야 하는 일은 면할 수 있을 것입니다.

노년에 생기는 많은 문제들의 경우는 이처럼 젊은 시절부터 관리를 잘하면 그로 인한 손해를 그런대로 줄일 수 있는데요. 하지만 다시 이 책의 맨 앞에서 언급한 젊은이들의 건강 상태를 생각하면 또다시 마음이 어두워집니다.

"밥을 통 못 드세요. 큰 병 걸리신 거 같아요"
체중이 10킬로그램이나 빠진 89세 남성

"오랜만에 오셨어요. 그동안 잘 지내셨나요?"

"우리 아버지가 요즘 통 못 드세요. 너무 못 드셔서 이대로 가다가는 큰일날 거 같아요."

"네. 밥을 잘 못 드신 지는 얼마나 되는데요?"

"몇달 전에 폐렴에 걸리셨거든요. 그래서 선생님한테도 못 왔어요. 그때 중환자실까지 가셨다가 다행히 회복은 되셨는데 그때부터 통 못 드세요."

"평소 드시던 양의 절반은 드시나요?"

"아니요. 절반도 못 드시는 거 같아요. 체중도 요 몇달 사이에 거의 10킬로그램이나 빠지셨어요."

"환자분, 따님 말고 환자분께서 말씀해보세요. 지금 식사도 못 하고 체중도 많이 빠지셨는데 기운이 없으신가요?"

"아니요. 기운이 그리 없지는 않은데요."

"바깥출입도 하시고요?"

"아파트 단지 안을 몇바퀴씩 돌고 사랑방도 가끔 가요."

"아프신 데는 없고요?"

"네, 별로……"

"왜 못 드세요? 입맛이 없으세요? 아니면 소화가 안 되세요?"

"글쎄…… 음식 맛이 예전 같지는 않아요. 그래도 소화는 잘되는 편인데 딱히 음식이 당기지가 않네요."

어르신이 식사를 못 하게 되면 본인은 그리 불편하지 않아도 주변 가족들이 더 불안해합니다. 예전에는 '우리 아버지가 암이라도 걸린 거 아닌지 검사 좀 해달라'고 부탁하는 분들이 더러 있어서 제가 그런 어르신들을 검사해보곤 했는데 언제부터인지 그런 검사는 안 하게 되었습니다. 우선 검사를 해도 아무런 이상을 발견하지 못하는 경우가 대부분이고 이분들의 식사량이 줄어드는 것 자체는 병이 아니라 노화에 동반되는 증후의 하나일 뿐이라는 생각을 하게 되었기 때문입니다. 앞의 사례처럼 폐렴같이 큰 병에 걸렸거나 다쳤던 분들이 회복된 이후 식사량이 이전에 미치지 못하는 경우가 종종 있습니다.

맞을 느끼지 못해서, 이가 약해져 씹기 힘들어서, 삼키기 힘들어서, 소화 능력이 떨어져서 등 직접적으로 영향을 미치는 많은 원인들 외에 기분이 우울하고 만사에 재미가 없기 때문에도 사람들은 식사를 잘 못하게 됩니다. 활동량이 줄게 되면 그만큼 에너지 요구량도 같이 줄어들기도 하고요. 정작 당사자는 별 불편을 못 느끼는데 옆에서들 걱정을 하다못해 당사자에게 강제로 음식을 드시게 하려다가 사달이 나기도 합니다.

극단적인 경우가 '곡기를 끊는' 일일 것입니다. 소극적인 자살 행위에 가깝지요. 지금도 수행이 높은 스님이 삶의 막바지에 도달하면 식음을 전폐하고 입적한다는 이야기를 들을 때가 있습니다. 저와 같이 평범한 사람은 그런 경지가 어떤 것인지 헤아릴 수도 없습니다만 염을 하시는 분들의 말을 들어보면 이렇게 곡기를 끊고 가신 분들은 염을 할 필요도 없을 만큼 시신이 깨끗하다고도 하십니다.

집안 어른 중 한분이 집에서 돌아가시는 과정을 지켜본 일이 있는데, 나이 드신 분들이 식사를 하지 못하게 되는 것, 식사량이 줄어드는 것은 병이 아닌 삶이 저물어가는 과정이라는 생각을 굳히기에 이르는 계기가 되었습니다. 이 어른은 돌아가시기 전까지 3개월 정도 침상 생활을 하셨는데 의지가 강건하셔서 먹고 싶지 않은 음식은 완강히 거부하셨고 꼭 필요할 때만 식사를 요청하셨습니다. 이전에 비해 식이 섭취가 엄청나게 줄었기 때문에 옆에서 보는 사람은 불안할 정도였지만 어른은 인공 급식은 완강히 거부하셨고 돌아가시기 일주일 전에는 물도 안 드시게 되었습니다. 그런데도 병원으로 옮겨서 수액 공급을 받는 건 끝까지 거절하셨습니다. 왜 못 드시냐고 제가 여쭤보니 '음식을 넘기는 게 고통스럽다'고 하시더군요. 그걸 무시하고 옆 사람들이 자신들이 불안해서 강제로 급식을 하다가 되레 당사자들이 질식을 하거나 폐렴에 걸리게 됩니다. 이 어른을 보면서 음식을 잘 씹어서 삼키는 것도 노화의 과정에서는 큰 능력이라는 걸 알게 되었고 죽음에 대한 이해도 깊어지게 되었습니다.

하지만 어르신이 이렇게 돌아가시는 일은 별로 흔하지 않습니다. 식사를 못 하게 되는 것도 병으로 간주될 뿐만 아니라, 그러다가 돌아가시면 그 주변 사람들이 자칫 '굶겨 죽였다'는 말을 들을 수도 있습니다. 그래서 식사량이 줄면 정작 당사자는 별 불편을 호소하지 않아도 가족들은 다양한 검사로 원인을 찾고 원인이 끝내 밝혀지지 않으면 인위적인 방법으로 영양을 공급하려 합니다. 콧구멍을 통해서 레빈튜브Levin tube를 넣고 주사기로 유동식을 주입하는 방법, 중심 정맥에 관을 찔러 넣고 수액으로 영양분을 공급하는 방법, 더 나아가 위에 구멍을 내고 위루관胃瘻管을 삽입해서 유동식을 공급하는 방법 등 인위적인 영양 공급 방법들이 다양하게 있습니다. 당사자가 음식의 맛을 즐기는 건 물론 가능하지 않을 뿐만 아니라 당사자에게는 힘들 수도 있는 이런 영양 공급 방법으로 삶을 이어가는 것이 오늘날의 임종 전 어르신들의 모습입니다. 이렇게 연명을 하는 어르신들이 계신 병실에는 본인의 의사는 완전히 사라지고 주변인들의 마음만이 어지럽게 맴돕니다.

이쯤 되면 공포 영화?
치료보다 돌봄이 중요한 치매

"아니, 그게 무슨 말씀이세요?"

"○○하고 ××가 우리 집에 와서 내 땅문서를 다 가져갔어."

"땅문서요? 그런 게 아직도 있었나요?"

"그게 P시 △△구에서 상당한 면적이다."

"언제요?"

"한 놈이 나하고 이야기하는 척하고 다른 놈은 문간방에 가서 방을 뒤져서 다 가져갔어."

"아니 그 이야기를 왜 이제야 하세요? 바로 신고를 하셨어야지요."

"밖에 눈이 펑펑 오는데 그놈들이 그거 훔치려고 단단히 마음먹고 눈을 잔뜩 뒤집어쓰고 우리 집에 왔어. 이런 나쁜 놈들……"

"네? 지금은 6월이에요. 지난겨울에 가져갔다는 건가요?"

"이놈들 돌아가고 나서 며칠이나 있다가 알았어."

"일단 확인해볼게요. 그분들 주소나 전화번호 주시겠어요?"

그러나 사건은 맥없이 종결됩니다. ○○는 돌아가신 지 몇 년 된 집안 어른입니다. 하지만 묘사나 설명이 너무 생생해서 마치 최근에 일어난 일 같습니다. 물론 그것이 일어났던 사건인 것은 맞습니다. 40년 전에……

나이를 먹으면서 가장 공포스러운 것이 아마도 '치매'일 것입니다. 치매 진단을 받지 않은 어르신들의 경우에도 기억이 뒤죽박죽되면서 앞의 사례처럼 100년 전 공포 영화 「칼리가리 박사의 밀실」Das Cabinet Des Dr. Caligari(1919)이 연상되는 상황이 벌어지기도 합니다. 그래서 많은 분들이 조금만 뭘 잊어버리거나 기억이 나지 않아도 '나 치매 아니야?' 하면서 당혹스러워들 하십니다. 하지만 노인들의 기억 감퇴를 무조건 뇌의 기능이 나빠졌기 때문이라고 간주하는 것은 옳지 않습니다. 우리가 사람 이름, 사물의 이름을 바로 기억해내지 못하는 일은 흔한데, 살아온 시간 동안 뇌에 보관한 정보량이 너무 많아서 새로 정보를 넣지 못하거나 저장된 정보를 쉽게 끄집어내지 못하기 때문입니다.

오래전에 일어난 일에 대한 기억은 비교적 잘 보존됩니다. 치매 환자도 마찬가지인데, 중증 치매로 아무런 인지 기능이 없어 보이는 사람도 젊은 시절 즐겨 듣던 노래를 들으면 반응을 합니다. 오래전에 잊혀진 기억이 어느날 수십년의 세월을 뛰어넘어 갑자기 나타나기도 합니다. 어르신들이 했던 말을 되풀이하는 것도 (좋았던) 옛날의 장기 기억은 고스란히 남아 있지만 자신이 그 말을 했다는 단기 기억은 없어지기 때문입니다.

많은 분들이 이런저런 이유로 치매 검사를 하기를 원하시는데, 치매의 가장 보편적인 정의는 현재의 지능 수준이 본인이 보유했던 최고 지능 수준의 절반으로 떨어진 상태라고 보는 것입니다. 따라서 지능이 높고 지식 수준이 높은 분은 치매가 와도 겉으로는 드러나지 않는 경우가 많습니다. 저는 치매 검사도 권하지는 않습니다. 일률적인 검사로 치매를 판정하는 데에는 모호한 면이 있을 뿐 아니라 무엇보다 치매의 치료약이 없기 때문입니다. 치료할 수 없는 병은 검사를 하는 게 무익한 경우가 많다고 저는 보는데, 유감스럽게도 이런 제 견해를 극단적인 것으로 여기는 분들이 많기는 합니다.

중증 치매가 가져오는 여러 어려움 때문에 많은 분들이 치매 또한 어떻게든 병원에서 치료를 받고 싶어합니다. 하지만 약물 치료로는 치매를 돌이키는 것은 고사하고 속도를 늦추는 것도 쉽지 않습니다. 모든 일이 그렇듯 병에 대해서도 마음이 급하면 일을 그르칩니다. 제 집안에 치매가 생긴 분이 계셨는데 가족은 어떻게든 치료를 하고 싶었습니다. 하지만 저나 제 남편에게 물어봐야 '약이 없고 치료가 안 된다' '잘 돌볼 수밖에 없다'는 시답잖은 답밖에는 듣지 못하니 답답한 나머지 인근의 잘한다는 병원에서 드디어 '치료제'를 받아 오셨습니다. 얼마 지나 가족들이 그분의 못자리를 보고 있다는 말이 들렸습니다. 그분이 병세가 나빠져서 이제는 헛것을 보고 밤에 한잠도 안

자고 날뛰다가 며칠을 내리 잠만 자곤 한다 했습니다. 치매 환자는 주변에서 잘만 돌보면 그 돌보던 사람보다도 더 오래 살기 때문에 매우 의아했습니다. 그 어르신이 드시고 있는 약을 살펴보니 노인 환자 주의 품목들이 여러개 있어서 그것들을 빼보자고 했는데 신통방통하게 병세가 좋아지시더군요. 물론 치매가 나았다는 의미는 아니고, '광인'에서 '조용한 치매'라는 제자리로 돌아온 것뿐이지요. 그 어르신은 그후 십년이 지난 지금 치매는 낫지 않았지만 돌봄을 받으며 조용히 그럭저럭 살고 계십니다.

마음이 급해지는 건 환자뿐만은 아닙니다. 2021년 미국 식품의약국^{FDA}에서 신속 승인된 알츠하이머 치료제 아두카누맙^{Aducanumab}이라는 약이 있습니다. 알츠하이머병의 원인으로 생각되는 뇌의 아밀로이드 침착을 줄이는 효과를 지닌 약인데, 임상적인 효능을 충분히 검증받지 못한 상태에서 승인되었습니다. 알츠하이머병이 치료 방법이 없는 주요 질환이어서 FDA가 이런 결정을 내린 것이지요. 승인 당시 약값은 연 5만 8000달러였는데, 전문가들은 비용 대비 효능이 의심된다며 FDA의 결정이 신중하지 못했다고 비판했습니다.[4] 이후 임상시험들에서 기대됐던 것만큼 효능이 크지 않은 것이 보고됩니다. 그리고 2024년 제조사 바이오젠은 아두카누맙의 생산 중지를 결정합니다. 이미 효과 없는 약에 엄청난 재원을 쓴 후의 일입니다.

그래서 어떻게 해야 하나요? 그냥 받아들이고 살라고 하기에는 너무 심각한 문제인데⋯⋯ 답답한 이야기지만 돌봄을 어떻게, 어디까지 할 수 있는지를 정하는 것이 가장 중요합니다. 치매 환자보다 돌보는 사람이 먼저 사망한다는 말은 결코 농담은 아닙니다. 우선 치매가 칼로 나눠지듯 명확하게 구분되는 것이 아니라는 인식이 필요합니다. 누구나 나이가 들면 인지 기능이 낮아지는 가운데 일부는 독립생활을 하지 못하는 정도가 되는 중증 치매가 있을 뿐입니다. 이런 인식 아래 치매가 결코 남의 일이 아니라는 것을 받아들이고 피할 수 없는 노화에 의한 인지 기능의 저하에 어떻게 대처할지 신체적·정신적·경제적 측면에서 다각도로 계획을 세워야 합니다. 늙음을 치료하는 약이 없는 것과 같은 맥락에서 치매를 치료하는 약도 없습니다.

호기롭게 '죽음을 준비하고 있다'고 말하는 저 자신도 치매가 오면 어떻게 해야 할지는 답이 궁합니다. 치매를 악화시키지 않는 데 약 이상으로 효과가 있는 것이 적절한 운동과 수면이라 하니 열심히 운동하고 자잘한 근심을 내려놓고 살려고 노력해야겠지요. 기억력은 역시 문제가 되는데 올해부터는 손바닥만 한 수첩을 가지고 다니며 생각나는 일이나 기억해야 하는 일을 적고 있습니다. 이렇게 하면 새로운 정보를 그때그때 억지로 밀어넣을 필요 없이 뇌에 조금은 숨 돌릴 여지를 주게 됩니다. 나이가 들면 인지 기능이 저하되는 것은 피할 수 없음을 받아들이면서 자신의 상태를 스스로 파악하고 생활 방식을 여기에 맞추는 것도 중요하다고 생각합니다. 묘안이 없는 것이지요. 그런데 인생을 사는 방법이 원래 그렇게 그때그때 적응을 하며 현실을 받아들여가면서 살아가는 것이지 이것 외에 더 뾰족한 수는 없는 듯합니다.

"이 사람 죽었나요?" "모르겠는데요"
의사도 사망 선고를 못 내리는 시대

노화를 모두 질병으로 몰아가게 되면 종국에는 죽음도 질병이 됩니다. 일찍이 이반 일리치Ivan Illich는 『병원이 병을 만든다』(박홍규 옮김, 형성사 1987, 원제 *Limits to Medicine: Medical Nemesis*, 1975)라는 저작에서 사람들이 병원에 의지하면서 독립하여 늙을 기회를 상실한다고 주장했습니다. 2002년에 사망한 그가 21세기에 살았다면 정신을 잃었을 것 같습니다. 현대 의료는 죽음까지 의료화한 지 오래이니까요. 다음은 제 개인적인 사례가 아니라 미국 의사 하이더 와라이치Haider Warraich 가 저술한 『죽는 게 두렵지 않다면 거짓말이겠지만』(홍지수 옮김, 부키 2018, 원제 *Modern death*)에 나오는 일화입니다. 의료 현장에서 매일 일어나는 일이기도 합니다.

한 젊은이가 목욕탕에서 의식을 잃은 채 발견됩니다. 동거하던 여자 친구가 급히 부른 구급대가 응급조치를 한 후 이 사람의 심장 박동은 돌아오지만 의식은 끝내 돌아오지 않습니다. 그렇게 환자가 중환자실에서 며칠을 보낸 후 담당 의사였던 저자는 신경과 의사에게 의뢰를 합니다. 환자 상태가 어떠냐고 묻는 그에게 신경과 의사는 건조하게 답을 합니다. '이 사람 죽었어요.' 결국 인위적인 방법에 의해 생체 징후를 유지하고 있었지만 환자는 뇌가 기능을 멈춘, 뇌사 상태였던 것이지요.

그런데 저자는 그 사실을 받아들이기가 어렵습니다. 중환자실에 있는 비슷한 처지의 다른 환자들에 비해 이 환자는 훨씬 젊고 외관 상으로는 건강해 보이기 때문입니다. 심장도 잘 뛰고 있고요. 혼란스러워하고 있는데 환자의 여자 친구가 다가옵니다.

"이 사람 죽은 건가요?"

"모르겠는데요."

뇌사라는 건 이렇게 당혹스럽습니다. 분명히 환자의 심장은 뛰고 있고 의료진이 인공호흡기를 연결하고 다양한 수액을 공급하면 환자는 그냥 자는 것처럼 보이기 때문입니다. 척수 개구리 실험이라는 것이 있습니다. 뇌 부분을 잘라낸 개구리의 발을 자극하면 척수반사 spinal reflex만으로 개구리가 다리를 움직이는데, 뇌사 상태의 사람도 자극이 가해지면 팔을 움직이는 라자루스 징후 Lazarus Sign를 보입니다. 가족의 입장에서는 죽었다는 것을 받아들이기 어렵지요.

이처럼 현대 의료의 현장에서는 의사조차도 이 사람이 살았는지 죽었는지를 판정하기 어려운 일이 생깁니다. 잘 알려진 일이지만 뇌사라는 개념이 대두된 것은 장기 이식의 기술이 발달하면서부터입니다. 그런데 놀랍게도 아직 뇌사를 판정할 수 있는 최소한의 뇌 기능 정지 시간이 몇시간인지는 정해져 있지 않습니다. 일반적으로 24

시간 뇌 활동이 없으면 뇌사라고 정의하는데, 여기서 생명 현상의 불확실성이 다시 한번 등장합니다. 24시간 동안 활동을 멈춘 뇌는 이후에는 절대로 활동을 회복하지 못하는가?

심정지가 일어난 55세의 남성이 뇌사 판정을 받은 후 장기 적출을 위해 수술대로 옮겨졌는데 뇌 기능이 돌아왔다는 보고는 유명합니다. 이 환자는 소생을 위해 의료진이 저체온증을 유도했던 경우로 아주 특별한 사례에 속하는데, 결국 회복은 잠시였고 환자는 얼마 후 사망했습니다. 하지만 의료진은 아주 곤란한 상황에 몰리게 되었지요.[5] 살아 있는 사람을 죽었다고 판단한 것이었으니까요. 아무리 드문 경우라도 이런 일이 한번이라도 있으면 죽음과 삶의 경계를 구분하지 못하는 의료진에게 맹비난이 쏟아질 수밖에 없습니다. 어린아이 중에서는 이렇게 뇌사 판정 후 소생하는 경우가 어른보다 좀더 많이 보고됩니다. 죽은 사람을 현대 의료가 죽음 이전으로 되돌릴 수 있다는 의미는 결코 아닙니다. 뇌 기능 정지만으로 죽음을 평가하는 것은 지금의 기술로도 매우 신중해야 한다는 이야기입니다. 그렇다면 우리가 알고 있는 진짜 죽음. 심장도 멈추고 숨도 쉬지 않고 동공도 열린 경우는 어떨까요?

확실히 사망…… 병원에서는 그런 건 더이상 통하지 않습니다. 여러분은 언제부터인지 각종 언론 매체에서 '심정지 상태로 발견되었다'라는 말을 자주 접하게 되었을 것입니다. 죽었다는 말인지 살았다는 말인지 애매합니다. 그만큼 일단 생체 징후가 모두 소실된 사람일지언정 연명 치료는 해본 후에야 사망 선언을 할 수 있다는 신앙이 널리 퍼져 있기 때문입니다. 물론 배경이 중요합니다. 건강했지만 사고를 당해 심정지에 이르게 된 사람과 몇년이나 자리보전을 하다가 심정지에 이르게 된 사람의 심정지의 의미는 같지 않습니다. 그러나 '심폐소생술을 안 하면 살인'이라는 생각을 하는 사람들도 있고, 사람들이 모든 판가름을 법에 의존하는 세상이 되어버렸기 때문에 병원에서 의사들은 이미 환자가 죽었다는 것을 알지만 일단 심폐소생술을 하고 봅니다. 당사자가 미리 확고하게 의견 표시를 하지 않으면 그렇게 될 수밖에 없습니다. 그 결정은 누구도 대신 해줄 수 없습니다. 사전연명의료의향서를 작성하는 사람은 많지만 그 의향과는 관계없이 결국 연명 치료를 하다가 사망하는 사람이 훨씬 더 많습니다. 사람이 일단 임종 상태에서 병원에 발을 들이게 되면 파편화된 의료 시스템 안에서 삶의 막바지에 일어나는 다양한 문제들에 대한 진단부터 붙고 누구도 이 사람이 임종 단계라는 말을 해주지 않습니다. 사전연명의료의향서가 아무런 효력을 발휘하지 못하는 이유입니다. 그래서 저는 종종 환자들이 정말 이제 끝이라는 생각을 한다면 병원에는 안 오시는 게 낫다는 말을 합니다. 어르신들이 병원에서 가까이 살아야 한다는 말에 저는 전적으로 찬성하지는 않습니다. 과격한 의사라는 욕을 들을 수 있지만 현대 의료의 현장에서는 정말로 답이 없기 때문입니다.

심폐소생술 후 심장 박동이 돌아오지 않으면(우리나라 병원 심폐소생술의 생존율은 10퍼센트이기 때문에 환자의 90퍼센트는 심장 박동이 돌아오지 않습니다) 환자는 그대로 사망이 선언되지만 잠시라도 박동이 돌아오면 의료진에 의해 인공호흡기가 연결되고 중환자실 치료가 시작됩니다. 그 모든 과정에서 환자는 자기결정권이 전혀 없습니다. 의식이 없기 때문에 치료를 중단해달라는 말조차 할 수 없습니다. 그러다가 기적적으로 소생할 수 있지 않냐고요? 물론 인체에 일어나는 일에서 100퍼센트, 0퍼센트라는 말은 잘 성립하지 않지만 사망만큼은 타협이 불가능한 100퍼센트입니다. 한데 흔히 일어나는 일이긴 하지만 누군가 그것을 부인하는 순간 그 환자는 사망 이후 염할 때 보기에 안쓰러운 시신이 되거나 운이 좋으면(?) 중환자실에서 인공호흡을 받고 잠깐 더 연명하는 것으로 귀결됩니다.

저는 어떤 죽음이 가장 바람직한 죽음이냐는 질문을 많이 듣지만 답을 하기에는 난감한 점이 없지 않습니다. 삶의 모습이 사람마다 다 다르듯 죽음의 모습과 죽음에 대한 생각도 다르기에 어디까지나 제 개인적인 이야기를 할 수밖에 없는데요.

우선 (순전히 개인적인 이야기입니다만) 저는 조력 자살이 삶을 마감하는 나쁜 방법이라고 무조건 생각하지는 않습니다. 굳이 조력 자살과 같은 극단적인 예가 아니더라도 저는 스님들의 모습에서 인간이 지향해야 하는 궁극의 죽음을 봅니다. 2022년에 입적한 연관然觀 스님은 치료가 불가능한 병을 발견한 후 참선하는 다른 스님들에게 지장을 주지 않기 위해 요양 시설을 갖춘 다른 사찰로 거처를 옮겠습니다. 연명 치료를 하지 말라고 부탁했고 입적 며칠 전에 음식을 넣지 말라고 했다 합니다. 사흘 후에는 물을 끊고 입적하십니다.[6] 거의 스스로 자신의 몸에 염을 하고 가신 것으로 봅니다. 부처님은 자식을 잃고 슬퍼하는 이에게 '어느 집이든 죽음을 맞지 않는 집이 있는지 보시오!' 하고 위로하셨다 하지요.

좋은 죽음에 대한 강의를 할 때 마무리를 하면서 항상 읽는 시가 하나 있습니다. 이시영 시인의 시집 『은빛 호각』(창비 2003)에 실린 「노 혁명가의 죽음」입니다.

위엄있는 삶도 어렵지만 사람이 한명限命을 알고 자신의 죽음을 위엄있게 맞기가 쉽지 않거늘, 그러나 선생은 그렇게 했다. 더는 목숨에 연연하지 않겠다며 일체의 병원 치료와 주사를 거부하고 꼬박 스무하루를 굶은 뒤 소년처럼 머리를 면도로 깨끗이 밀고 간호사를 불러 관장하고 중산복으로 갈아입은 다음 남들이 다 잠자는 새벽 두시 반에 조용히 식구들을 깨워 병원으로 갔다. 그리고 평소의 모습처럼 침대에 누워 도란도란 얘기를 하시다가 그만 깜빡 저세상으로 가시었다. 입가엔 행복했던 날 손녀와 함께 짓던 미소 자국이 역력했으며 눈가에선 마지막 매섭고 밝은 빛이 빛났다. 향년 85세.

—「노 혁명가의 죽음」 부분

환자가 되지 않고 늙고 싶으십니까?

우리 사회가 '초고령화 사회'가 되었다는 것은 한 세대 전만 해도 완연한 노인 대접을 받았을 사람이 그 사실을 부인하고 젊은이 행세 (?)를 하는 세태만 보아도 실감을 할 수 있습니다. (저도 거기에 포함 될까봐 나이에 어울리는 행동을 하려고 노력은 하고 있습니다.) 초고령화 사회의 여러가지 특징 중의 하나가 '고령자의 고령화'인데, 이는 인구의 3분의 1이 65세 이상인 가운데 그중에서도 75세 이상의 후기 고령자가 급격히 늘어난다는 것이고, 이전에는 희귀한 존재였던 80~90대 노인이 이제는 일반적인 존재가 된다는 의미입니다. 후기 고령자는 여성이 남성보다 훨씬 많기 때문에 초고령 사회의 모습은 이처럼 여초 노인의 사회가 될 터인데, 남성 노인에 비해 여성 노인들의 생활력이 높다는 점을 감안하면 다행일지도 모릅니다. '초고령 사회'라고 하면 '요양이 필요한 노인이 넘쳐나는' 암울한 사회라고 사람들이 선입견을 가질 수도 있지만, 통계에 의하면 고령자 중 요양이 필요한 사람은 20~30퍼센트 정도에 지나지 않습니다. 따라서 초고령 사회의 최대의 과제는 그 구성원들이 초고령의 나이가 되어도 스스로 삶을 영위할 수 있도록 건강, 주거, 사회적인 환경 등을 그같은 목적에 맞추어나가는 것입니다.

노화는 흰머리가 생기고 주름살이 생기고 눈과 귀가 어두워지는 생리적인 노화와 질병이나 외상의 결과로 오는 탈수, 골절 등의 병적인 노화로 분류할 수 있습니다. 그러나 이 구분들은 상당 부분 모호하고 그 기준도 자의적입니다. 아직 현대 문명에 노출되지 않은 뉴기니의 원시 부족들의 경우 백내장이 생겨도 '나이 들면 눈이 하얗게 되고 안 보이게 되는 것이 당연하다'고 여기며 그대로 두고 있었습니다. 그런데 서구의 의료진이 와서 백내장 수술을 해준 후에 이들은 자신들의 상태가 질병이었음을 깨닫게 되었습니다. 한편, 노화의 모든 과정을 '치료해 마땅한 질병'이라는 개념으로 접근하는 현대 의료에서는 노안과 같은 생리적인 과정도 수술로 치료되어야 하는 질병으로 둔갑합니다. 이같은 사례는 모두 '노화'의 기준이 얼마나 자의적이고 사회적인지 보여주는 것이라 할 수 있습니다.

독일의 심리학자인 파울 발테스Paul B. Baltes, 마르그레트 마리아 발테스Margret Maria Baltes 부부는 노인심리학 분야에서 많은 업적을 이루었는데, 선택·최적화·보상Selection-Optimization-Compensation, SOC 이론이 유명합니다. 피아니스트 아르투르 루빈스타인Artur Rubinstein의 왕성한 연주 활동을 관찰하면서 제시한 이론인데요. 루빈스타인은 나이가 들면서 젊은 시절의 기량을 발휘할 수 없게 되자 자신의 신체 기능이 노화됐음을 인정하고 남아 있는 기량을 최적화해서 89세까지 왕성한 연주 활동을 했습니다. 가장 자신있는 곡들을 선정하고(선택), 그 곡들을 젊은 시절보다 몇배의 노력을 들여 연습하며(최적화), 속도가 떨어지는 부분은 음의 강약을 주면서(보상) 연주하는 방식을 이용했습니다.[7] (안타깝게도 손가락 퇴행성 관절염은 여성에게 더 심하게 오기 때문에 초고령의 여성 피아니스트를 보기는 어렵습니다.)

실생활에 이 이론을 적용해볼까요? 당신은 여행을 좋아합니다. 하지만 몸이 불편해지면서 집 밖으로 나가는 것이 통 쉽지 않습니다. 좋아하던 여행을 하지 못하게 되어 우울해하기보다는 공간이 좁아 몸을 장시간 자유로이 움직일 수 없는 비행기 대신 기차나 배로 갈 수 있고 여행이 주는 충만함을 누릴 수 있는 장소를 꼼꼼히 조사해서 최적의 행선지를 선택합니다. 지금의 몸 상태에서 가장 즐거움을 느낄 수 있을 활동들도 철저히 조사해서 여행 일정을 최적화합니다. 다리가 불편해서 많이 걸을 수는 없지만 현지인들과 어울리면서 음식 만드는 법을 배우는 활동 등을 하며 보상을 받는다면 여행은 여전히 당신의 즐거움으로 남을 수 있습니다.

이처럼 사람들은 노화를 받아들이고 적응을 하는 것이 현명한 방식임을 알고는 있지만 그 마음은 그렇지만은 않은지 오늘도 병원들은 노화로 인한 모든 몸의 변화를 치료해달라고 오는 환자들로 문전성시를 이룹니다. 세태가 이를 부추기기도 하고요.

2018년에 출판된 『대학의 기업화』(고부응 지음, 한울아카데미 2018)라는 책이 있습니다. 오늘날 대학에는 공동체도 공동체 의식도 없고, 학생들에게 공부란 기업체 취업을 위한 것이 되었으며, 교수의 연구는 성과 업적을 올리기 위한 논문 편수 채우기가 되었다고 비판하고 있는데요. 대학 캠퍼스에 대기업 이름이 들어간 건물들이 줄줄이 늘어서는 모습을 보면 그 말이 실감이 납니다. 윤석열 전 대통령이 '환경부'를 '환경산업부'로 바꾸어야 한다는 망발을 한 일에서 알 수 있듯이, 모든 연구는 산업의 기대를 충족시켜야 한다는 것이 대한민국 대학의 현주소입니다. 이런 환경에서 나오는 연구 산출물들이 어떤 것일지는 굳이 설명이 필요 없겠지요.

지금 정부 지원금을 받을 수 있는 연구 주제 중 '매직 워드'는 '항노화'입니다. 저도 '노화 역전'이라는 주제의 연구를 지원한 일이 있는데, 전체적인 분위기는 이미 '늙음은 정복해야 하는 병'이라는 것이었습니다. 글로벌 항노화 치료제 시장은 2024년부터 연 7.4퍼센트 성장해서 2034년에는 1590억 달러에 이를 것으로 전망됩니다.[8] 노화 방지 신약(노화세포 제거, 노화세포 분비물 억제), 역노화 바이오 치료제(세포 리프로그래밍) 등 제시되는 기술은 현란하기만 합니다. 또 우리는 텔레비전의 예능이나 건강 프로그램에서 진행자나 출연자 들이 나이가 지긋한 다른 출연자들을 보고 '딱 나이처럼 보여요'라며 조롱조로 말하는 모습을 심심찮게 볼 수 있습니다. 이런 사실에서 우리가 알 수 있는 것은 무엇일까요. 이 사회가 늙는 것을 죄악시하고 있다는 것이죠.

결국 저처럼 건강수명은 좋은 생활습관, 적절한 신체 운동, 충분한 수면과 마음 다스림으로 관리해야 한다는 입장은 '맨 똑같은 소리' '돈 안 되는 소리'로 빈축의 대상이 됩니다. 알약 하나로 젊음을 되찾는 것에만 관심이 쏠리고 항노화 연구의 산물이 무분별하게 시장화

되는 현실과 문제점들은 아예 언급조차 되지 않습니다. 현대사회는 빈부의 격차와 정비례하는 건강의 격차도 수반합니다. 일상생활 관리건 건강식품 구매건 그것이 가능한 이들은 전체 인구의 매우 적은 일부분에 지나지 않기 때문입니다.

이와 반대의 지점에 가난 때문에 스스로 목숨을 끊는 노인들이 있습니다. 우리나라는 자살 대국이라는 오명을 가지고 있고, 특히 가뜩이나 자살률이 높은데 자살의 증가 속도조차 가장 높은 나라입니다. 저출생과 맞물려 나오는 '자살하는 대한민국'이라는 자조가 과언이 아닙니다. 대한민국의 높은 자살률을 견인하는 건 노인 자살률입니다. 노인 빈곤율과 직결된 문제인데 이 또한 노인에만 국한된 문제는 아닙니다. 좋은 대학 나와서 멀쩡히 직장에 다니는 여성들도 '나 늙어서 폐지 줍는 할머니 되는 거 아닌가?' 하는 생각을 한답니다. 그만큼 대한민국은 각자도생해야 하는 불안하고 안전망이 없는, 사회라 할 수도 없는 사회가 되었습니다. (물론 제가 폐지를 줍는 행위나 단지 그런 할머니들의 운명을 최악이라고 생각하는 것은 아닙니다. 위험하지 않고 건강에 큰 해악을 끼치지 않는 일을 하면서 적절한 보수를 받을 수 있다면 어르신들도 할 수 있는 한 일을 하는 것이 좋다고 생각합니다. 자칫 오해받기 마련인 폐지 수집의 사례를 거론하는 것은, 어르신들이 폐지를 주워야 하는 상황에 내몰렸을 때는 이 조건을 충족시키지 못하기 십상이기 때문에 문제라는 점을 말씀드리고자 합입니다.)

질병에 대한 이야기, 건강에 대한 이야기를 하다가 결국 귀결이 되는 곳은 삶과 죽음에 대한 생각이 됩니다. 나이를 먹으면 특히 더 그런 것 같습니다. 죽음은 곧 삶이기 때문입니다. 현대 의료의 미망에서 헤어나는 것은 개개인의 죽음에 대한 철학이 강건해야 가능한 일입니다.

존엄사를 논할 자격

얼마 전 시민강좌 시간에 만난 한 청년의 말이 기억에 남습니다. 장례지도사로 일하는 이 청년은 정신질환으로 아주 힘든 시절을 보냈고 지금은 삶에 두 다리를 단단히 딛고 사회의 소중한 일원으로 강건하게 살고 있습니다. 이 청년은 인생 모토가 '제때 죽자'라고 했습니다. 질환 때문에 여러번 생사의 고비를 넘나든 후 얻은 그의 삶의 지혜입니다. 그런데 그게 비단 젊은 나이에 세상을 등지면 안 된다는 의미만은 아닙니다. 장례지도사를 하면서 이 청년은 제때 죽지 못한 많은 어르신들의 시신을 보게 됩니다. 욕창으로 뒤덮인 몸, 삽관들이 지나가느라 많은 구멍들이 생긴 목과 팔, 심폐소생술 후 푹 꺼진 가슴……

2024년 3월, 심리학자로는 최초로 노벨 경제학상을 수상한 대니얼 카너먼Daniel Kahneman의 부음이 전해지면서 많은 사람들이 놀랐습니다. 같은 달에 카너먼은 거주하고 있던 뉴욕에서 파리로 건너가 딸을 만나서 시내 관광을 한 뒤 발레도 관람하고 초콜릿무스도 즐깁니다. 그달에 90세가 된 카너먼은 3월 22일 가까운 이들에게 이메일을 보냅니다. 그 이메일의 내용은 "이건 내 작별 편지야. 나는 지금 스위스로 향하고 있고 그곳에서 3월 27일 죽게 될 거야"였습니다. 그는 고령에도 인지 능력이 전혀 낮아지지 않았고 건강에도 문제가 없었기 때문에 그의 친지들은 경악했습니다. 하지만 그는 아내가 한해 전 혈관성 치매로 오래 고통받다가 죽는 모습을 보고 그런 결정을 했는지도 모릅니다. (2012년 칸영화제 황금종려상을 수상한 영화「아무르」Amour에서도 부인은 혈관성 치매를 앓고 있었습니다. 이 영화는 결국 간병 살인이라는 비극으로 끝이 나지요.) 인간의 의사 결정을 평생 연구한 최고의 학자가 내린 이 최후의 결정은 오래 사는 것이 축복일 수만은 없는 현대에 인간이 어떻게 하면 환자가 되지 않고 삶을 마무리할 수 있는지를 보여주는 한 예라고 할 수도 있겠습니다.

몇해 전 『죽음을 배우는 시간』(창비 2020)이라는 책을 출간하고 관련 강연을 하며 온라인, 오프라인으로 많은 분들을 만났는데, 가장 많은 반응은 '우리나라에서는 왜 안락사를 허용하지 않느냐?'는 것이었습니다. 2022년 6월 15일, 한국에서도 최초로 '존엄조력사법'이 발의되었습니다. 하지만 안락사를 허용하라는 목소리가 높은 한편으로 사람들은 또한 혼란스러워하는 것으로 보입니다. 설문이 이뤄지는 방향에 따라 존엄사에 찬성하는 사람이 압도적으로 나타나기도 하고 반대하는 사람이 대다수가 되기도 합니다. 제 개인적인 의견에만 국한한다면, 존엄사가 합리적인 방식이 될 수 있지만 우리나라에서는 시기상조라 생각합니다. 노인 빈곤의 문제를 제대로 해결하지 않는 사회는 조력 자살을 논할 자격이 없다는 생각이기 때문입니다.

제4장

낫지 않는 병과 살아가기

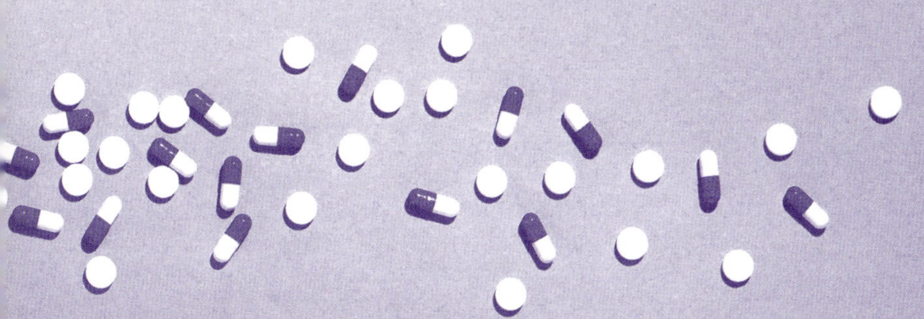

질병의 절반은 사회문제

　지금까지 이야기한 내용으로 미루어 짐작하셨겠지만 인간의 병은 생물학적인 요인만큼이나 사회와 환경 문제가 중요합니다. 한 인간을 둘러싼 가족관계, 일자리, 주거 환경을 살펴보지 않는다면 그의 병에 대해서는 절반밖에 이해하지 못하게 되는 것이지요. 여러해 전의 일입니다. 제게 오래 다닌 류마티스 관절염 환자분이 계셨습니다. 70대 할머니이고 약도 잘 듣고 그런대로 잘 지내셨는데 갑자기 병이 나빠졌습니다. 손이 퉁퉁 부어서 온 환자에게 물어보았습니다.

“약을 잘 드신 건가요?”

“그게…… 약을 잃어버렸어요.”

“아니, 어쩌다가요?”

"내가 너무 더워 도저히 살 수가 없어서 딸네 집으로 가서 지내고 있는데, 짐을 옮기다가 약을 어디 흘린 거 같아요. 보름 가까이 못 먹고 있었어요."

"네…… 환자분 댁은 냉방이 안 되나요?"

이분은 갑자기 분통이 터진다는 듯이 목소리를 높입니다.

"우리 집에 에어컨이 없어요. 밤에 너무 더워서 정말 참다 참다가 못 살겠어서 남편한테 '이 썩을 놈아. 내가 너랑 살다가 죽겠다' 하고 소리를 지르고 대판 싸웠어요. 짐 싸서 딸네 집으로 뛰쳐나왔는데 그 북새통에 약을 어디서 잃어버린 것 같아요."

말문이 막힙니다. 사회의 가장 약한 자를 집어삼키는 기후변화, 폭염 사회의 얼굴이 어떤 것인지 적나라하게 보게 되는 순간입니다.

저는 운 좋게 코로나 직전인 2019년에 미국 시카고에 단기 연수를 다녀올 수 있었습니다. 미국의 많은 대도시들과 마찬가지로 시카고에도 '가면 안 되는 동네'가 존재합니다. 주로 가난한 흑인들이 사는 동네인데, 타지 사람들이 이곳에 가길 꺼려하는 것은 이곳이 가난해서가 아니라 총이 제대로 간수되지 않는 나라이니만큼 총기와 가난의 결합이 가져오는 무서운 결과가 두려워서입니다. 대건축가 프랭크 로이드 라이트Frank Lloyd Wright가 살면서 많은 집을 지었던 오크 파크Oak Park라는 동네와 이곳을 방문할 때 거쳐가야 했던 가난한 동네들의 끔찍할 정도의 대조는 제가 미국이 워낙 그렇다는 걸 알고 있었음에도 충격적이었습니다. 사실 미국인들조차 그런 선명한 대조를 불편해하고는 있더군요. 시카고에서 특히 조심해야 한다고 알려진 구역은 시카고 남부입니다.

1995년도 여름, 열파가 시카고를 강타했습니다. 기온이 섭씨 41도까지 올라가는 폭염이 일주일간 지속되면서 700여명이 사망했습니다. 사회학자 에릭 클라이넨버그Eric Klinenberg는 그의 저서 『폭염 사회』(홍경탁 옮김, 글항아리 2018)에서 사망자들이 나이가 많고 홀로 거주하는 가난한 사람들이었음을 밝히며 폭염에 의한 죽음이 자연재해가 아니라 정치적 실패로 인한 것임을 규명했습니다. 이들은 모두 냉방이 되지 않는 싸구려 호텔이나 열악한 공동주택에서 살고 있었습니다. 당시의 사망자 분포를 시카고 지도 위에 표시해본 결과 남부를 중심으로 취약층 밀집 지구에서 사망자가 많이 나왔습니다. 이 데이터는 많은 사람에게 충격을 주었는데, 1995년 당시에는 이 일이 그저 '자연재해'로만 다루어졌을 뿐 사람들의 관심을 끌지 못했다는 점이 더 놀라웠습니다. 이 사건은 2020년에 「망했다: 우편번호에 따른 생존」Cooked: Survival by Zip Code('요리하다'라는 뜻의 영어 'cook'은 은어로는 '망하다' '끝나다'라는 의미)이라는 다큐멘터리로 만들어져서 우리로 하여금 다시 한번 불평등과 질병의 질긴 연관을 고찰하게 합니다.

25년의 세월이 흘러 코로나19가 세계를 강타했을 때 시카고의 초기 사망자의 81퍼센트는 남부와 서부의 흑인 거주 지역에서 나왔습니다. 폭염과 코로나 사망의 위험 인자가 정확히 같지는 않음에도 불

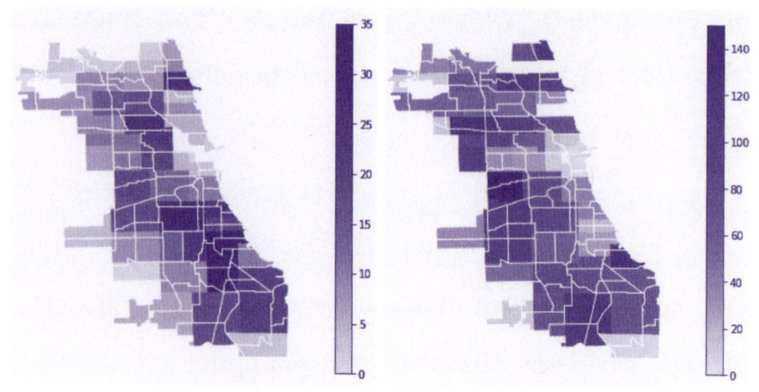

시카고시의 1995년 폭염 사망자 분포도(왼쪽)와
2020년 코로나19 사망자 분포도(오른쪽)[1]

구하고 사망자 분포는 유사한 양상을 보입니다. 이는 지역 거주자의 평균수명과 반비례하고 식품점의 숫자와도 반비례하는 양상을 보입니다. 이러한 양상은 질병이 결국 사회문제라는 것을 보여줍니다.

폭염을 피하려다가 약을 잃어버린 할머니를 위로하면서 내가 할 수 있는 일이 없다는 걸 실감합니다. 사생활 침해가 될 터이므로 따님에게 조치를 취하라고 말하기도 어렵습니다. 솔직히 할아버지도 걱정이 됐습니다. 시카고 폭염 때 같은 수준의 열악한 환경에서도 여자 노인보다 남자 노인의 사망률이 훨씬 더 높았습니다. 바깥 활동과 주변과의 소통을 유지하는 여자 노인들에 비해 남자 노인은 고립의 위험이 더 높기 때문입니다. 조심조심 물어보니 다행히 할아버지는 무사한 것 같았습니다. 약 처방을 새로 하고 두분 다 위험할 수 있으니 따님에게 사정을 이야기하고 폭염이 지나갈 동안만이라도 같이 지내시라고 말하는 정도밖에는 더 할 말이 없었습니다. 그후에도 2년 정도 더 오다가 안 오시는데, 저는 해가 갈수록 폭염이 심해지는 지금도 가끔 이분들이 어떻게 지내시는 걸까 궁금해집니다.

치료도 안 되는 걸 왜 병원에 다녀야 합니까?

저는 불치병의 대명사인 류마티스 관절염을 진료하는 의사입니다. 그동안 기술이 발전하면서 이 병의 치료 효과는 한 세대 전에 비해 확연히 좋아졌지만 병이 완치되지 않는다는 건 차이가 없습니다. 그러다보니 제가 처음 진단을 내리면 가장 먼저 나오는 질문이 "평생 약을 먹어야 하나요?"입니다. 아마도 환자분들이야 "어느 기간 약을 먹으면 말끔히 완치됩니다"라는 답을 듣기를 원하시는 것이겠지요. 하지만 의사인 저로서는 거짓말을 할 수 없어서 "대부분의 환자들은 약을 계속 드셔야 합니다. 일정 기간 약을 드시고 증상이 좋아져서 약을 중단하면 다시 증상이 재발합니다"라고 솔직하게 답을 하는 수밖에 없습니다.

오래전 어느 강의에서 10년 넘게 치료받던 류마티스 관절염 환자분 사례를 이야기하는데, 엉뚱하게 "병원에서 10년 넘게 못 고쳤으면 환자는 병원에 왜 다녀야 하는 겁니까"라는 공격적인 질문을 받은 일이 있습니다. 제게 진료를 받으러 다니는 환자분들도 다 속으로는 그런 생각을 하고 계신데 차마 제 면전에서 말씀하시지 못하는 것뿐이리라 짐작합니다만, 강의실에서는 진료실에서 하지 못하는 말을 용감하게 하시는 환자분들도 있지요. 저는 예의를 갖추어 답을 합니다.

"현대 의학의 화려한 선전을 접하다보니 이제는 현대 의학이 못 고치는 병이 없고 당신들이 병으로 돌아가실 일도 없다고 생각하는 분들이 계신 것 같습니다. 옛날부터 변하지 않는 것 하나가 과대광고 중 대중에게 제일 잘 먹히는 게 약 광고라는 것인데, 여러분은 잘 모르시지요. 여러분들의 생각과 달리 내과학 교과서에 나오는 병들 중 완치가 되는 병은 아직도 많지 않습니다. 급성으로 균 감염이 생기는 경우 항생제로 치료가 가능하고 조기암이라면 수술로 완치가 가능하겠지만, 그 외에 여러분이 아시는 모든 흔한 만성 질환은 완치가 되지 않습니다. 그럼에도 불구하고 환자분들이 적절한 생활습관을 유지하고 약물을 사용하면 그 병에 의한 손해를 최소한으로 할 수 있습니다."

아까의 질문자가 아직도 분이 풀리지 않았는지 다시 질문을 던지십니다. "거, 약 먹으면 부작용만 있잖아요."

"아, 세상에 부작용이 없는 약이란 없습니다. 약의 부작용과 효과는 동전 앞뒷면 같은 것입니다. 그럼에도 불구하고 환자가 약을 안 먹었을 때 병으로 당하는 손해가 약의 부작용에 의한 손해보다 훨씬 크기 때문에 의사가 약을 쓰는 것이지요. 아까 말씀드린 10년 넘게 류마티스 관절염을 치료했던 환자분 같은 경우 만일 완치가 되지 않는 병이고 약의 부작용이 생기는 것도 싫다고 치료를 안 하셨다면 지금쯤 휠체어에 앉으셨을 것 같아요. 원래 한 세대 전 중증 류마티스 관절염 환자의 상당수는 일상생활이 어려울 정도의 관절 장애가 남았으니까요. 하지만 그 환자분은 지금 약을 계속 드시기는 하지만 하실 일 다 하고 손주도 돌봐주고 계시답니다. 약이 잘 들어서 다행히 아직까지는 부작용으로 고생하신 일도 없었고요."

병에 걸리는 걸 좋아하는 분은 아무도 안 계시겠지요. 게다가 기약 없이 오랫동안 약을 먹어야 하는 건 참으로 받아들이기 어렵다고 하는 분들이 많습니다. 고혈압이나 당뇨병처럼 대사 이상과 밀접한 연관을 가지는 만성 질환들에 비해 류마티스 관절염과 같은 면역 질환은 생활습관에 큰 영향을 받지 않습니다. 쉽게 말해서 뭘 잘못해서 생기는 병이 아닌 만큼 질병 경과에 대해 약을 먹는 것 외에 뾰족한 수가 없기 때문에 환자분들도 더 막막해하는 경우가 많은데요. 이런 병은 염증을 잡는 것이 제일 중요하고 그건 약으로 하는 수밖에 없다는 말을 저는 매번 환자에게 합니다. 지금 쓰는 약은 염증이 날뛰지 않게 잡아놓는 역할을 하는 것이고 산불이 났을 때 표면적으로는 불이 다 꺼진 것 같아도 잔불이 남아 다시 불이 일어나듯 증상이 좋아지고 병이 다 나은 것처럼 보여도 환자가 임의로 약을 중단하면 숨어 있던 염증이 다시 살아난다는 것을 시간이 날 때마다 몇 번이고 설명합니다. 그래도 약을 잘 드시도록 환자를 독려하는 건 쉽지 않습니다. 제가 할 수 있는 최선은 환자분의 상태를 정확히 파악하고(관절 진찰을 해야 하기 때문에 진료시간이 길어질 수밖에 없습니다) 그 상태를 유지시키기 위한 최소한의 약을 처방하는 것뿐입니다. 가끔은 평생 약을 먹어야 한다는 것에 절망에 가까운 반응을 보이는 분들도 계신데, 어차피 누구나 나이가 들면 복용해야 하는 약의 갯수는 많아질 수밖에 없다는 것도 환자들이 납득하실 수 있게 합니다. 결국 환자가 마라톤을 뛸 준비를 하셔야 하는데 마음가짐은 단거리 경주에 머물러 있다면 결과가 좋지는 않겠지요.

환자분들 중에는 끝내 약을 거부하다가 한 세대 전 교과서에나 나왔던 변형이 그대로 다 생기는 경우가 있습니다. 더 나쁜 건 환자분이 '완치'를 약속하는 많은 미심쩍은 주체들에 의해 거액의 돈을 탕진하고 경제적인 궁핍까지 겪게 되는 경우지요. 그 정도까지는 아니더라도 환자분들이 제가 처방해드리는 약은 잘 안 드시면서 건강보조제는 왜 이리들 많이 드시는지 가끔은 저도 한탄을 하게 되는데요. 비단 류마티스 관절염뿐이 아닙니다. 많은 만성 질환들을 가장 싸고 효과적으로 관리할 수 있는 방법은 다양한 연구 결과에 의해 효과가 입증된 약을 복용하는 것입니다. 물론 생활습관도 중요하지만 최소한 건강보조제는 병에 대한 해결책이 아닙니다. 암 환자들을 진료하는 분들이 항암제의 비싼 가격을 두고 '재정 독성'이라는 말을 하는데, 그건 비단 항암제에만 국한되는 이야기가 아닙니다. 효과도 없으면서 비싼 가격표를 붙이고 효과는 약인 것처럼, 부작용은 식품인 것처럼 스스로를 선전하는 수많은 건강보조제들 역시 가랑비가 옷 적시듯 환자분들의 재정을 어렵게 합니다.

병원을 슬기롭게 이용하는 쉽고도 어려운 방법

신뢰가 바탕이 되어야 하는 의료 현장은 여러가지 복잡한 문제들 때문에 매우 혼탁해졌습니다. 불신은 비단 환자가 의사를 향해 갖는 것뿐이 아닙니다. 의사는 '이 환자가 나쁜 결과를 두고 내게 책임을 묻지 않을까' 하는 우려를 가지고 있고 따라서 '꼬투리가 잡힐' 말은 하지 않습니다. 대형 병원 진료실 앞에 '녹음 금지'라는 안내문이 붙어 있을 정도면 환자와 의사의 관계가 얼마나 망가져 있는지를 알 수 있습니다.

제게 어떻게 하면 병원을 잘 이용할 수 있느냐고 묻는 분들이 계십니다. 적나라하게 말하면 '어떻게 하면 과잉 검사로 바가지 안 쓰고 치료를 받을 수 있겠느냐'는 뜻일 텐데요. 물론 왕도는 없습니다. 병원에서 일하는 입장에서 몇가지 나름의 팁을 생각해보았습니다.

1) 시간을 충분히 두고 관찰하세요

아주 명백한 문제가 아닌 다음에는 의사의 진단을 받기 전에 좀 경과를 지켜보아야 할 때가 많습니다. 팔이 아픈데 이러다가 좋아질

문제인지, 심각한 병으로 발전하기 전에 빨리 손을 써야 하는 건지. 등에 혹이 생겼는데 바로 수술을 해야 하는 건지, 좀 지켜봐도 되는 건지. 건강에 이상 신호가 생기면 누구나 마음이 다급해집니다. 한달음에 대학병원으로 달려오는 분들도 매우 많습니다. 그런데 의사들이 진단을 서두르면 그만큼 오진 확률도 높아집니다.

제 전공인 류마티스 관절염의 예를 들겠습니다. 국제 공통 진단 기준에 '증상 지속 기간이 6주 이상'이라는 것이 있습니다. 만성 질환의 특성상 증상이 생기고 어느정도의 기간이 경과해도 자연 치유가 되지 않는 경우 의사들이 진단을 내리라는 의미이고, 뒤집어 말하면 심한 관절통이 있다가도 6주 안에 저절로 낫는 경우도 많다는 의미입니다. 코로나 감염을 비롯한 많은 바이러스 감염증이 일시적으로 류마티스 관절염과 구별되지 않는 심한 관절 증상을 동반합니다. 혈액 검사에서조차 류마티스 인자 양성 소견이 나올 수도 있습니다. 이럴 때 의사가 진단을 서두르게 되면 오진이 됩니다. 제가 항상 의사들을 대상으로 하는 연수 강좌에서 강조하는 내용입니다.

"진단을 내리기까지 시간을 충분히 두고 관찰하세요."

그런데 그게 쉽지는 않습니다. 환자분들이 "빨리 진단해서 빨리 치료"해주기를 의사에게 요구하기 때문입니다. 진단을 미루면 "병명도 모른다"고 지청구를 하는 분도 있습니다. 그러니 의사들도 덩달아 마음이 조급해지겠지요. 거기다가 제때 진단하지 못했다고 환자가 탓하기 시작하면 당해낼 도리가 없습니다. 무지막지하게 많은 검사를 하고 책임을 면할 방법을 찾게 되지요.

만일 어떤 의사가 여러분에게 "지켜보자"는 말을 한다면 그분을 믿으셔도 됩니다. 너도나도 조급증을 부리는 의료 현장에서 의사가 그런 말을 할 수 있으려면 상당한 자신과 소신이 있어야 합니다. 의료를 지배하는 주요한 룰은 확률입니다. 이 환자가 중한 질환을 가지고 있는지 아닌지, 지금 바로 손을 써야 하는지 아닌지를 그 환자의 임상적인 소견을 보고 판단해야 하는 것이지요. 물론 100퍼센트 괜찮다는 말을 의사들이 하기는 어렵지만 '확률적으로 중한 병은 아닐 것이다'라는 말은 실력 있는 의사라면 누구든 할 수 있습니다. 환자가 그걸 못 견디고 진단을 독촉하면 그에게 돌아오는 건 산더미 같은 검사와 막대한 진료비 청구서, 최악의 경우 설익은 진단과 잘못된 치료뿐일 것입니다. 인체의 불확실성에 대한 이해가 없이 환자가 서두르면 의사도 마음이 조급해집니다.

또 한가지, "모르겠습니다" 이 말을 하는 의사가 있다면 믿으셔도 됩니다. 환자분이나 독자들은 무슨 말도 안 되는 소리냐고 하시겠지만 앞과 같은 맥락에서 저도 가끔 하는 말입니다. 이런 말을 하는 의사가 있다면 실력이 형편없다고 보고 당장 짐 싸서 다른 병원에 가시는 분이 많다는 걸 알면서도 하는 말입니다. 그분들이야 어떻게 생각하든 저는 자신이 있습니다. 이 말은 진단은 바로 내릴 수 없지만 병의 경과를 지켜보면 진단이 좀더 명확해질 것이라는 의미이고, 심각한 상황은 아니어서 당장 검사나 치료를 하지 않아도 환자분에게 큰 손해는 없을 것이라는 자신감을 표현한 것입니다. 이게 못 미더워서 오늘도 많은 분들이 병원들을 순례하며 큰돈을 쓰게 됩니다.

2) 좋은 의사 찾아 삼만리?

우리가 지금 사는 세상이 이상향이라면 몸이 아팠을 때 어느 병원을 가든지 믿고 몸을 의탁할 수 있을 것입니다. 그런데 여러가지 이유로 현실은 그렇지 못합니다. 우리나라의 의료제도는 불신을 부추기는 면이 많기도 합니다. 그런 이유로 사람들이 정말 심각한 병이 생기면 찾아야 하는 대학병원은 오늘도 경증 환자로 문전성시를 이룹니다. 큰 문제입니다. 나와 가까운 곳에서 좋은 의사를 찾는 노력이 필요합니다.

저는 가끔 개원의 선생님들과 이야기를 하다보면 '환자들이 교수를 대하는 태도와 개원의를 대하는 태도는 천양지차'라는 말을 듣습니다. 물론 대학병원도 다 같지는 않아서 빅5와 빅5 외의 대학병원의 교수들을 대하는 환자들의 태도는 다릅니다. 아주 불행한 일이라 생각하는데요. 오히려 우리가 누구나 가질 수 있는 흔한 질환을 관리하기 위해 찾는 좋은 의사는 병원의 레벨과 무관한 경우가 많습니다.

좋은 의사의 한가지 기준은 진료시간입니다. 우리나라는 의사가 환자를 찬찬히 보면 병원이 유지도 되지 않을 정도로 의료제도가 모순적이기 때문에 역설적으로 나에게 긴 시간을 할애해주는 것이야말로 환자가 믿을 수 있는 의사의 척도가 됩니다. 그래야 의사가 내

말을 한마디라도 더 들어주고 내 눈을 보며 내게 설명을 해주는, 가장 기본적인 의사와 환자의 관계가 만들어질 수 있기 때문입니다.

3) 언제, 어떤 병원에 가야 할까

연결되는 것이 어떤 문제가 생겼을 때 병원에 가야 할지를 결정하는 것입니다. 그런데 개인에 따라 굉장히 차이가 많습니다. '으악' 소리가 날 만큼 병을 방치하는 분들이 있는가 하면 정말 아무것도 아닌 것을 가지고 응급실에 오는 분들도 있습니다. 물론 의사가 볼 때 사소한 문제이지 개개인으로 보면 다 심각한 문제이겠지만요.

적어도 제가 진료하는 관절염 분야에서는 몇가지 원칙을 가르쳐 드릴 수 있습니다. 우선 증상의 정도인데요. 어느 나이가 되면 사람은 누구나 관절이 아프게 되어 있습니다. 특히 여자분들은 40대 이후 정도의 차이가 있지만 거의 대부분 손이 아픕니다. 그런데 건강 프로그램에서 류마티스 관절염이 무섭다고 하도 호들갑을 떠니 다들 병원으로 달려오시는데요. 류마티스 관절염은 통증 정도가 일반적인 관절통과 차원이 다릅니다. 설거지 같은 간단한 살림살이를 하는 데에도 지장이 생깁니다. 병원을 찾아야 하는 기준을 거칠게 말한다면, 일상생활에 얼마나 지장이 있는지가 될 것입니다. 앞서 말씀드린 대로 증상 지속 기간도 중요합니다. 대부분의 경우 잠깐 아프다가 저절로 조금 좋아졌다가 또 일을 좀 하면 아프고 또 지나가고 그렇습니다. 만일 생활에 지장을 주는 정도의 통증이 쉬지 않고 한달 이상 지속된다면 병원에 오셔야 하는 것이 맞습니다.

병원은 1차 기관을 먼저 방문해야 합니다. 우리나라의 의료제도가 망가져 있는 것을 단적으로 보여주는 것이 의료전달체계가 없다는 것입니다. 의료전달체계란 경증 질환은 1차 의료기관에서 치료하고 1차 의료기관에서 상급 병원 치료가 필요하다고 판단할 때에만 환자가 대학병원 등의 상급 기관에서 진료를 받을 수 있도록 하는, 전세계 모든 국가에서 지켜지고 있는 원칙인데, 우리나라에서는 가볍게 무시되고 있습니다. 그 결과가 대학병원들의 콩나물시루 진료실과 3분 진료입니다. 우리가 살면서 얻는 대부분의 질환은 1차 의료기관, 쉽게 말하면 동네 병원에서 다 치료할 수 있습니다. 적절한 사유가 없으면 환자분들이 대학병원으로 오시면 안 되는 것입니다.

그럼에도 불구하고 1차 의료기관을 그저 상급 기관으로 가기 위해 진료 의뢰서를 발부받는 장소쯤으로 이용하는 분들이 너무 많습니다. 이런 행태는 너무나 오래되었기 때문에 당장 고쳐지기는 힘들겠지만 잘못된 것이라는 점만 기억하시면 됩니다.

제5장

알아야 고칩니다: 의료제도 이야기

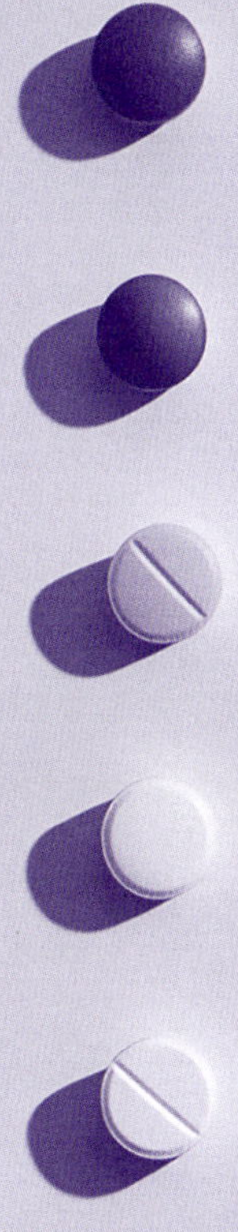

대한민국의 의사는 무엇으로 사나: 외과 의사 이야기

"정천기 교수님 전화 대신 받았습니다."

밤 10시에 남편에게 전화했을 때 전화기 너머에서 들려오는 건 익숙한 수술장 간호사 목소리입니다. 수술이 잡힌 날은 으레 있는 일이지만 그래도 혹시나 해서 전화를 걸어보았고 역시 통화가 되지 않습니다. 남편은 그날도 밤 12시가 넘어 집으로 돌아왔습니다. 지친 모습으로 귀가해서 간단히 요기를 한 후 잠자리에 든 남편에게 물었습니다.

"오늘 수술은 어렵지 않았소?"

"아, 정말 기가 막힌 수술이었는데······ 정말 나 수술 너무 잘해. 그런데 이걸 말할 사람이 당신밖에 없네. 5년 전보다는 말할 것도 없고 작년보다도 더 잘해."

저는 어둠속에서 웃습니다. 남편은 정년퇴임을 코 앞에 두고 있었으니까요.

사실 이는 몇년 전의 이야기입니다. 남편은 서울대학교 병원에서 30년을 신경외과 교수로 재직했고 2년 전 정년퇴임을 했습니다. 퇴임을 바라보면서 일을 급격히 줄이는 많은 외과 의사와 달리 퇴임 직전까지 수술을 했고 매해 "요즘이 전성 시기"라 말했습니다.

"오늘 수술에서 또 아주 중요한 것을 배웠어."

그 수술이 얼마나 위험한 수술인지를 아는 저는 그저 고개만 끄덕일 뿐이었습니다.

김영한 씨(가명)는 홀어머니와 단둘이 사는 40대 남성입니다. 몇달 전부터 오른손에 힘이 좀 빠지는 듯하고 물건을 놓치기도 해서 일을 하는 데 지장이 생기기 시작했습니다. 피곤해서 그런 것이겠지, 하고 대수롭지 않게 생각하며 지내다가 증상이 점점 심해지고 손의 감각이 둔해지기까지 하자 침도 맞고 동네 병원에서 받은 약을 먹었으나 효과가 없었습니다. 일을 하는 데 지장이 생긴 것은 물론 젓가락질도 못 하는 상황이 되자 대학병원을 찾았고 청천벽력 같은 소식을 듣습니다. 오른손의 신경이 거의 다 죽어가는 상태인데, 손으로 신호를 전달하는 목 부분(경추) 신경에 그 원인이 있다고 합니다. 더 구체적으로 말하면 목 부분의 척수에 종양이 생겼고 그 종양이 신경을 누르고 있었습니다. 그것이 생긴 위치도 매우 좋지 않아서 종양이 조금만 더 커지는 경우 왼손은 물론 사지 마비로 진행할 위험이 있었기 때문에 수술로 종양을 제거하는 수밖에는 방법이 없었습니다.

"이건 매우 위험한 수술입니다. 종양을 제거하기 위해 척수를 절개해야 하는데 그 과정에서 1밀리미터만 오차가 있어도 그대로 사지 마비가 됩니다."

고개를 젓는 의사 앞에 김영한 씨의 노모는 눈물을 흘리며 주저앉았습니다.

"우리 아들을 살려만 주십시오."

담당 의사는 골똘히 자기공명영상 사진을 바라보다가 이렇게 말했습니다.

"위험 부담을 각오하신다면 제가 이 수술을 해주실 분을 소개해드리겠습니다. 그분을 찾아가셔야 할 겁니다."

척수종양은 뇌종양과 마찬가지로 양성인지 악성인지의 구분은 무의미합니다. 종양이 들어앉은 자리의 특수성 때문에 양성 종양이라 해서 결코 만만한 예후를 밟지 않기 때문입니다. 그나마 뇌종양의 경우는 집도의가 운신을 할 폭이 조금은 있는데 척수종양의 경우는 운신의 폭조차 거의 없습니다. 두개골에 비교적 크게 구멍을 내고 수술 부위에 접근해 들어갈 수 있는 뇌 수술에 비해 척수 수술은 손톱만한 절개 구멍을 내고 현미경을 보면서 숨을 죽여가며 신경 한가닥, 혈관 한오라기에 정신을 집중해야 하는 수술입니다.

처음에 남편이 신경외과의 여러 분야에서도 척수종양을 전문으로 하게 되었을 때 저는 걱정만이 앞섰습니다. 그보다 쉬운 수술은 얼마든지 있었고 우리나라에서 어려운 수술을 하는 의사들이 어떤 삶을 살아야 하는지를 잘 알고 있었기 때문입니다.

다행히 남편은 우리나라에서 이런 어려운 수술을 할 여건이 되는 몇 안 되는 병원에 자리를 잡을 수 있었는데, 고난도 수술은 대학병원이라 해도 모든 곳에서 할 수 있는 형편은 못 됩니다. 당장 환자의 결과가 좋지 않았을 때 환자와 그 가족들이 이것을 의료사고라고 몰아간다면 집도의의 입지는 매우 곤란해집니다. 자리가 명의를 만드는 건 아니지만 좋지 않은 자리에서는 명의도 기량을 펼 수가 없습니다.

남편의 경우 대부분의 환자들이 타 병원에서 수술이 어렵다는 판정을 받고 의뢰되어 오는 분들이었기 때문에 이분들의 수술이 위험한 수술이라는 것을 이해하지 못해서 문제가 생기는 일은 없었습니다. 그러나 일은 물론 고되었습니다. 남편이 수술장에 한번 들어가면 수술이 끝나는 시간이 언제일지 알 수 없는 경우가 대부분이었는데, 수술 중 통제하기 힘든 출혈 등의 문제가 생기면 수술은 예상 시간보다 길어지기 때문입니다. 남편은 종종 다음 날 어려운 수술이 있으면 잠을 자면서도 수술하는 꿈을 꾸고 나서 아침에 일어나 병원에 가면서 "아무래도 외과 의사는 오래 못 살 직업 같아. 나 죽으면 당신은 잘 사시오" 하며 농담 아닌 농담을 하기도 했습니다. 그러면서 세월이 흘렀습니다. 인생이 갖은 방법으로 장난을 칠 때에도 남편은 하루하루 성실히 수술에 임했고 모든 환자를 위해 최선을 다했습니다.

물론 남편이 자신에게 오는 환자들을 다 수술한 것은 아니었습니다.

"아니, 뭐 그렇게 어렵다고 말씀하십니까? 다른 병원에서는 그렇게 어려운 수술 아니라고 하던데……"

이런 환자의 경우 남편은 "제게는 매우 어려운 수술 맞습니다. 이 수술을 쉽게 할 수 있다는 분은 정말 명의이니 그분께 가서 수술받으시면 됩니다" 하고 말하고 돌려보냈습니다.

"아이고, 선생님만 믿습니다."

이런 말을 하는 환자들에게는 "저를 믿지 마십시오. 이 수술의 리스크는 이미 정해져 있습니다. 제가 수술을 하면 그래도 리스크가 조금 낮다 할 뿐 누구도 어찌할 수 없는 불가항력적인 상황이 있습니다. 환자분이 그런 리스크를 감당할 준비가 되면 오십시오. 이런 수술은 저도 크게 결심을 하고 해야 하는 수술입니다."라고 얘기합니다.

일반적인 의사들과는 다른 이런 화법 때문에 환자 커뮤니티에서 남편은 불친절 의사로 욕을 먹기도 했습니다. 그러나 많은 환자들은 이 말을 잘 이해했습니다.

김영한 씨의 수술은 역시 만만치 않았습니다. 종양의 위쪽을 당기면 수술 부위에 연결된 전극을 통해 왼쪽 다리가 마비되는 신호가 오고 아래쪽을 당기면 배뇨·배변 신경이 마비되는 신호가 왔습니다. 조금만 나가면 신체가 마비될 수 있다는 신호입니다. 그러다가 피 칠갑이 되면 또 지혈하고 종양을 분리하고 하면서 시간이 갔습니다. 종양을 전부 떼면 한쪽 다리가 마비될 가능성이 높아서 고민하지만 종

양을 남긴 채 수술을 마치면 종양이 결국 다시 자라나서 다음에는
더 어려운 상황에 몰리게 된다는 사실을 생각하고 외과 의사는 결단
을 내려야 합니다.

종양의 윗부분이 완전히 모습을 드러내었고 과감하게 아랫부분도
당겨서 종양을 끄집어내는 순간 배뇨·배변 신경이 마비되었다는 신
호가 옵니다. 김영한 씨가 앞으로 소변줄을 달고 살아야 하는 일이
있어도 이건 어쩔 수 없겠다는 생각을 합니다. 거즈 위에는 척수 속
에 어떻게 저런 것이 들어 있었는지 신기할 정도로 큰, 손가락만 한
종양 덩어리가 다소곳이 앉아 있습니다. 수술 부위를 봉합하고 마무
리를 짓는데 배변 신경이 회복되었다는 신호가 울립니다. 신을 믿지
않는 의사들도 이런 순간에는 어디엔가 감사하게 됩니다. 수술을 이
런 결과로 마치는 경우 환자보다 집도의가 더 행복할지도 모릅니다.
그래서 그 많은 어려움에도 불구하고 오늘도 많은 의사들이 남들은
다 잠자리에 들 시간에도 수술장에서 불을 밝힐 수 있는 것이겠지요.

수술을 마친 후 김영한 씨의 노모는 성공적으로 종양을 제거했다
는 남편의 말에 눈물을 흘리면서 "다 교수님 덕분"이라고 감사해합
니다. 남편은 말합니다.

"제 덕분은 아닙니다. 위험을 무릅쓰고 이런 어려운 수술을 하겠
다고 결심한 환자분과 가족의 용기 덕분에 좋은 결과가 나온 것일
뿐입니다."

김영한 씨는 수술 후 2주쯤 지나자 젓가락질이나 손에 힘을 주는

일 등 발병 이전에 하던 활동을 대부분 다 회복하게 되었습니다. 그런데 1년이 지나 팔에 깁스를 감은 모습으로 병원에 나타났습니다. 남편이 어찌 된 일인지 묻자 암벽 등반을 시작했는데 무리해서 어려운 코스를 올랐다가 낙상을 해서 팔이 부러졌다고 하며 웃었습니다.

남편은 퇴임 후 수술장을 떠나야 했습니다. 물론 만 65세라는 나이가 요즘 기준으로 볼 때 일을 그만두어야 하는 고령은 아니고 대부분의 대학교수들이 은퇴 후 다른 직장에서 일을 계속 하는 것이 보편적인 상황이기 때문에 남편이 다른 병원에서 이전 병원에서 하던 것과 같은 일을 하는 건 어려운 일은 아니었습니다. 그러나 저는 남편이 하던 것과 같은 고난도·고위험 수술을 할 수 있는 병원은 없다고 보았습니다. "여기 아니면 더이상 갈 곳이 없다"는 상황에서 서울대학교 병원을 찾는 환자들의 마음가짐과 그런 후광이 없는 병원을 찾는 환자들의 마음가짐은 다르고 감당해야 하는 나쁜 결과에 대한 환자들의 태도도 다릅니다.

저는 남편의 퇴임 후 거취에 대해 단호하게 말했습니다.

"수술하면 안 됩니다. 어차피 우리는 이제 돈 많이 쓰지도 않으니 생활비도 더 필요 없고요. 당신이 진료 보면 또 수술할 마음이 생기니까 환자도 안 봤으면 합니다."

외과 의사란 어떻게든 수술을 하고 싶어하기 때문에 진료는 안 보고 평생 해온 뇌 기능 연구 일만 하는 것으로 남편을 설득했는데, 의외로 남편도 제 의견에 동의를 했습니다. 퇴임 즈음해서 곤란한 환자들이 늘어났던 것이 제일 큰 원인이었습니다. 진료실에서 다짜고짜 녹음기를 들이대는 환자라든지, 수년 전에 수술하고 별문제 없이 퇴원한 환자인데 이제 와서 '그때 수술이 잘못된 것 같다'고 따지려 드는 생전 처음 보는 가족이라든지…… 저는 남편의 정년퇴임식에 참석한 후배 교수에게 '남편이 해온 수술은 이제는 우리나라에서 서울대학교 병원이 아니면 할 수 없는 수술이니 사명감을 가지고 꼭 이어주기를 바란다'고 당부를 하면서도 그게 희망 사항에 지나지 않는다는 걸 잘 알고 있었습니다. 고난도·고위험 수술이라고 해봐야 돈도 되지 않고 나쁜 결과에 대해 모두 의료사고로 의심받는 현실에서 소명의식만 가지고 그런 일을 하라고는 누구에게도 강요할 수 없을 것입니다.

문제는 역시 환자들이었습니다. 남편이 정년 퇴임하는 달에 외래에서 우는 사람들이 많았다 하네요. 어디서 수술을 받아야 하냐고…… 너무 마음이 아팠습니다. 그런데 선의를 가진 대부분의 사람들을 집어삼키는 험악한 현실은 어쩌면 의사보다도 환자에게 가장 큰 고통을 안기는 것 같습니다.

이제 남편이 위험한 수술들을 하면서 혹시라도 고생은 고생대로 하고 험한 꼴이라도 당하지 않을까 걱정할 필요가 없어졌고 늦은 시간까지 남편이 몸을 사리지 않고 일하는 통에 "육십 노인 이제는 좀 쉬엄쉬엄 하소" 하고 농담하면서도 혹여 남편이 저러다가 쓰러지기라도 하지 않을까 하는 걱정도 더이상 안 해도 돼서 저는 남편이 퇴임한 후 마음이 가벼워졌습니다. 그런데 가끔 제가 더 늦게 귀가해서 저보다 먼저 집에 와 있는 날에는 대형 화면에 자신의 수술 비디오 화면을 띄워놓고 마치 넷플릭스라도 보듯이 "와, 저기는 정말 어려운 데였는데……" 하면서 혼자 감탄 내지는 자찬하기도 했던 남편의 낙을 뺏은 건 아닌지 하는 생각이 들어 마음이 또 그렇게 가볍지만은 않습니다.

대한민국의 의사는 무엇으로 사나: 내과 의사 이야기

저는 내과 전문의이고 그중에서 류마티스 내과라는 분과의 전문의이기도 합니다. 이름이 말해주듯 류마티스 관절염 환자를 주로 진료하고 환자의 절반 이상이 류마티스 관절염 환자입니다. 하지만 그 외에도 일반인들은 들을 일이 별로 없는 희귀·난치 자가면역질환도 진료합니다. '류마티스'라는 이름은 '흐르다'rheuma라는 그리스어에서 유래된 말로 이 병이 혈액 속을 흐르는 나쁜 물질에서 유래한다는 고대인의 생각을 반영한 것입니다. 병을 일으키는 '나쁜 물질'은 지금은 사이토카인, 케모카인, 면역세포 등의 이름으로 불립니다. 제가 처음 전문 분과를 류마티스 내과로 결정한 이유는 이 과에서 어려운 질환을 진단하는 것에 매력을 느꼈기 때문입니다. 물론 치료가 만만한 병들은 아니지만 잘만 관리가 되면 당장 생명에 지장을 주지 않는 경우가 많습니다.

오래전의 미국 드라마 「하우스 M.D.」House M.D.를 기억하는 분들이 계실지 모르겠는데, 주인공은 의사 가운도 안 입고 환자도 안 보면서 진단을 하는 괴짜 의사입니다. 그 드라마가 나왔을 때 제가 하고 싶었던 일이 바로 저런 거였다고 강하게 공감했습니다. 물론 그 의사는 내과 의사가 아닌 진단의학과라는 분과의 의사였는데 병원 안에 이런 진료과는 없습니다. 드라마를 위해 만들어진 허구의 진료과입니다. 이 의사는 환자의 말은 제대로 들어주지도 않으면서(이유가 모든 환자는 거짓말을 한다고 믿기 때문입니다) 마치 형사처럼 환자의 뒷조사를 하기도 하며 기상천외한 진단에 이릅니다.

우리나라에 이런 의사가 있다면, 글쎄요…… 한달, 아니 일주일도 못 버티고 병원에서 잘릴 겁니다. 물론 제가 매력을 느낀 건 주인공이 환자를 막 대하는 태도 때문이 아니고 불가사의한 질병을 차근차근 찾아 들어가는 과정 때문이었습니다. 류마티스 내과가 그런 일을 하는 과 중 하나이고 저는 평생 그 점에 자부심을 가져왔습니다. 병원에서 다른 선생님들이 잘 모르면 일단 환자를 제게 보내고 저는 그런 어려운 환자에 대해 고민하고 문제를 해결해나가는 것이 큰 보람이었는데요……

얼마 전 류마티스 내과 교수들과 모임을 가졌을 때 어느 대학의 교수님이 이런 말씀을 했습니다. 이분도 평생을 교수 생활을 했고 자타가 공인하는 명의일 뿐 아니라 인간성도 출중한 분이었습니다.

"이제 중환을 보기가 싫어진다."

환자분들이 들으면 대경실색을 할 말이지만 저는 그 말에 공감이 갔습니다. 저도 점점 그런 심정이 되어가고 있었으니까요. 거기에는 오랜 세월에 걸친 복잡한 문제들이 겹겹이 쌓여 있습니다. 류마티스 내과는 우리나라의 독특한 건강보험 수가 체계 때문에 진료 수입이 작고 어느 병원에서나 월급도 제일 낮은 수준이지만 류마티스 내과 교수들이 그런 걸로 사기가 꺾이는 건 아닙니다. 대한민국에서 희귀 질환을 보는 대학교수를 하겠다고 할 때에는 돈을 못 번다는 정도의 각오는 이미 되어 있기 때문입니다.

가장 사기가 떨어지는 건 병원에서 찬밥 신세가 되는 것도 모자라서 큰 잘못도 없이 환자들에게 불신당하는 상황인데요. 한 예로 어렵사리 진단을 내렸는데 치료도 시작하기 전에 그것이 당연한 권리인 듯 '○○대학교 병원 갈 테니 의뢰서를 써달라'고 요구하는 분들이 많습니다. 이런 일을 당하는 의사의 기분을 요즘 젊은 친구들 말로 '긁힌다'고 표현할 수 있을까요? 그런데 그런 일을 의사 생활 내내 겪다보면 이는 긁히는 정도가 아니라 심각한 트라우마가 됩니다. 이로 인해 '내가 아무리 잘 봐줘도 어차피 갈 사람……'이라는 냉소와 자조가 의사들의 생각 속에 깔리기 시작하는데, 그렇게 되면 당연히 의사와 환자의 관계는 무너집니다.

더 힘든 것은 환자의 상태가 나빠졌을 때 벌어지는 일입니다. 아마도 소위 빅5가 아닌 병원에서 환자의 상태가 나빠지면 의사들이 제일 먼저 듣는 소리가 "이런 병원에서 치료해서……"라는 말일 겁니다. 말로만 끝나는 것이 아니라 소송을 당할 수도 있습니다. 중환자가 생기면 교수들은 휴일도 없이 환자를 챙겨야 합니다. 하지만 약물 치료가 듣지 않는 경우 나쁜 결과는 정해져 있습니다. 그럼에도 불구하고 노력한 보람도 없이 돌아오는 것이라고는 원망뿐이라면 교수들로서도 아주 힘들겠지요. 저도 언제부터인지 환자가 좋지 않아 보이면 바로 환자에게 더 큰 병원으로 전원할지를 묻게 되었습니다. 결과가 안 좋더라도 환자 본인에게 아쉬운 마음이라도 생기지 않게 하자는 차원인데 물론 제 기분은 씁쓸합니다. 이런 일이 쌓이고 쌓이다 '중환자는 보기가 싫어진다'는 앞의 교수님과 같은 반응이 나오게 됩니다.

몇해 전 일본 류마티스 학회 회장을 만나 이야기하던 중 그분이 "한국에서 류마티스 내과 신입 지원자가 네명밖에 안 된다는데 정말이냐?" 하고 물었습니다. 저는 "아, 그건 작년까지의 이야기이고 올해는 한명도 없다"고 답을 했는데 그분은 잠시 할 말을 찾지 못했습니다. "남한 인구가 일본의 3분의 1이 넘는 걸로 알고 있는데 그래서 어떻게 류마티스 환자를 진료할 수 있느냐? 원인이 뭐냐, 급여가 적어서냐?" 하고 질문을 쏟아냈습니다. 저보다도 더 우리나라 상황을 걱정하고 있는 모습이었습니다. 일본에서는 그해에 100명 가까운 류마티스 내과 신규 인원이 진입했다고 하니 우리나라 상황이 황당할지도 모릅니다. 저는 착잡한 표정을 지을 수밖에 없었습니다. 그리고 "급여가 적은 건 아마도 가장 사소한 이유일 것이다. 문제는 훨씬 더 심각하다. 한국의 류마티스 내과 의사는 소명을 잃었다"고 대답할 수밖에 없었습니다. 류마티스 내과 의사의 수입이 높지 않은 건 일본이나 우리나라나 큰 차이가 없습니다. 한국 류마티스 내과의 위기라는 작은 주제를 두고 공적 자원에 대한 인식, 공동체의 붕괴, 자본축적에 대한 가치관 등 두 나라의 차이에 대한 많은 이야기가 오고갔습니다.

아마도 이대로 가면 한국에서는 수년 내로 류마티스 관절염과 면역질환 환자를 수십년 전처럼 다시 일반 내과나 정형외과에서 진료하게 될 것이고 그것은 사회 분위기와 의료제도가 반영된 결과여서 나로서도 어쩔 수가 없다는 이야기를 담담하게 할 수밖에는 없었습니다. 제가 근무하는 의료원에서도 류마티스 내과는 지난 5년간 지원자가 없거나 지원자가 있어도 근무하다가 바로 사직을 했고 근속하고 있는 교수들 중 가장 젊은 사람이 40대 중반입니다. 바야흐로 멸종 위기가 온 것이지요.

그렇다고 큰일이 나는 건 아닐 겁니다. 류마티스 관절염이나 면역질환이 워낙에 치명률이 높은 질환은 아니니 초과 사망이 급격히 늘어나지도 않을 것입니다. 하지만 그 전문 분과 의사들이 그동안 애써서 닦아놓았던 높은 수준의 진료가 하향 평준화가 될 것이라는 생각에 유쾌하지는 않습니다.

2024년 2월 윤석열 전 대통령이 이른바 '의료개혁'이라는 미명 아래 '의대 정원 1만명 증원'을 천명한 후 전국의 모든 병원에서 수련 중이던 전공의가 사직을 하고 병원을 나갔으며 학생들도 일제히 학교에서 뛰쳐나갔습니다. 국민들은 '밥그릇을 지키기 위해 소명의식을 저버린 의사들'에 대해 입을 모아 욕을 했고 교수들은 졸지에 밤에 당직을 서며 병원을 지켜야 하는 신세가 되었습니다. 의사 증원을 둘러싼 갈등과 전공의 사직은 2020년 문재인 정권에서도 있었던 일인데 두 정권은 큰 차이가 있었습니다. 문재인 정권은 사태가 매우 심각하다는 것을 인지하고 언제까지 해결이 되어야 공중보건의 수급에 문제가 안 생기느냐, 대량 유급이 안 되느냐를 계속 교수들과 소통하였습니다. 그러나 윤석열 정권에서는 전혀 그런 소통이 없었습니다. 학생 유급 시한이 훨씬 지나고 공중보건의 수급에 심각한 위기가 와도 정권은 '그럴 테면 그래라' 하는 식의 대응을 하는 것으로밖에 안 보였습니다. 이제 돌이켜보면 별로 놀랍지 않습니다. 윤석열 정권은 국민들의 생명에 별로 관심이 없었기 때문입니다. 개인적으로 화가 몹시 났던 또 한가지 이유는 '의사-과학자'를 양성하기 위해 의사를 증원한다는 어불성설을 주장했기 때문이었습니다. 그 직전 저는 22년간 유지해오던 실험실을 닫아야 하는 상황에 몰렸었거든요. 지금 가진 것을 헤아려 개선하려 하지 않고 신기루나 다름없는 새로운 것을 만드는 것으로 문제를 해결하겠다는 건 무능한 자들의 특징입니다.

의료 정책의 경우 역시 다른 정책처럼 엉터리 정책이 만들어져도 바로 표시가 나지는 않습니다. 전공의 집단 사직이라는 사태가 있었어도 병원 기능이 멈추는 대란은 없었습니다. 하지만 그 여파는 앞으로 최소한 10년은 계속될 것이고 분명히 나쁜 방향으로 진행될 것이라는 걱정이 듭니다. 의사가 부족한지에 대한 논쟁은 저도 지겹습니다. 인간사의 모든 일들에 의료가 개입해야 한다는 시각으로 본다면 전국민이 의사가 되어야 할 정도로 의사가 부족할 수도 있습니다. 하지만 우리나라 의료 시스템의 문제들을 손보지 않고 의사 수만 늘리는 건 현재의 문제점들을 개선하는 데 아무런 실효성이 없을 것입니다.

의사들은 자신들이 진료하는 것을 '환자를 본다'고 표현합니다. 거기에는 환자의 신체적 문제를 눈으로 보는 행위 외에 환자의 자세, 표정, 거동을 보고 환자의 말과 신체의 소리를 귀로 듣고 환자의 신체를 만져보고 심지어는 체취를 맡는 오감이 모두 동원됩니다. 물론 이렇게 '본' 것을 바탕으로 판단하고 진단과 치료에 대한 결정을 내리며 그 과정을 환자가 이해할 수 있는 언어로 설명하는 모든 것이 '환자를 보는' 행위에 포함됩니다. 하지만 우리나라 정책 입안자들이 이처럼 '환자를 본다'는 의사들의 행위를 얼마나 무가치하게 여기는지는 환자를 제대로 보는 의사들이라면 누구나 느끼는 것입니다. 진료의 기본이 되는 진찰에 대한 보상과 검사비 보상의 현격한 차이는 우리나라가 타 선진국에 비해 독보적인 수준입니다. '환자를 보는 행위'가 제대로 이루어지려면 의사가 환자 한 사람에게 할애하는 시간을 충분히 확보할 수 있도록 해야 합니다. 긴 세월 동안 한번도 이루어지지 않은 일입니다. 기형적인 검사비 보상 구조는 정부가 진찰에 대한 보상은 제대로 이루어지지 않도록 해놓은 대신 병원들이 다양한 고가 검사들로 알아서 재정 적자를 메우라고 눈감아준 일에서 시작되어 지금은 고쳐지기 힘든 난맥상을 보이고 있습니다. 현실적으로 소신껏 환자를 보는 의사들이 제일 타격을 입게 됩니다. 시류를 잘 타는 의사들은 살아남습니다. 결국 '악화가 양화를 구축'하는 현실이 되는 건데요.

지난 사태 동안 귀에서 이명이 생길 정도로 '돈만 아는 ×××'라는 욕을 듣고 조리돌림을 당한 나머지 그나마 남아 있던 소명의식조차도 사라진 의사들이 많다는 걸 생각하면 암담할 뿐입니다. 저처럼 돈 안 되고 생각을 많이 해야 하는 의사들이 맡는 류마티스 내과와 같은 과에는 아마 앞으로 아주 오랫동안 지원해 오는 의사가 없을 것 같습니다.

한국 의료제도의 모순은 어떻게 발생했나

저는 개인적으로 나쁜 의료제도는 없다고 생각합니다. 의료제도에 문제가 없는 나라는 없고 그 나라가 그런 문제를 가지게 된 것도 나름 의료라는 어려운 문제를 그들 나라의 사회 환경에 맞게 적용하다 생긴 결과일 뿐입니다. 그럼에도 지금보다 더 나은 의료제도를 갖추기 위한 노력을 하는 건 인간의 생명을 다뤄야 하는 이 업을 갖고 있는 사람들의 의무라고 생각합니다.

우리나라의 의료제도는 객관적으로는 매우 우수합니다. 외국 생활을 하시는 분들이 문제가 생기면 우리나라에 와서 병원을 찾는 일이 많다보니 의료보험 재정의 악용이 걱정되는 지경이 된 것을 보면 알 수 있습니다. 지금 문제가 되고 있는 지역 의료 문제, 응급실 뺑뺑이 등의 현상도 외국의 의료 접근도에 비교해보면 그리 심각한 수준은 아닙니다. 실제로 미국에서 생활하는 분들은 '아, 이대로 두면 죽는구나' 하는 심각한 상황이 아니면 응급실 문턱은 밟을 생각도 못 합니다. 우리나라는 OECD 국가 중 치료 가능 사망률(전체 사망 중 치료가 시의적절하게 효과적으로 이루어진다면 발생하지 않을 수 있었던 사망의 비율)도 매우 낮은 국가입니다. 스위스 다음으로 낮습니다. 놀라운 것은 이 모든 것이 다른 나라들에 비해 매우 적은 재정으로 운영되어왔다는 것입니다. 거의 마술 수준이지요. 그런데 그게 그렇게 간단하고 쉬울 리가 있을까요?

우리나라가 몹시 가난했던 1970년대에 의료보험을 도입할 수 있었던 것 자체가 이례적인데 필수 의료 수가들을 매우 낮게 정했기 때문에 가능했던 일입니다. 문제는 그 시스템이 50년이 지나도록 바뀌지 않았다는 것입니다. 지난 50년간 이루어진 우리나라의 경제발전 역시 마술 수준이었습니다. 사람들의 요구 수준도 매우 높아졌습니다. 하지만 의료는 50년 전의 시스템에서 별로 변화한 것이 없습니다.

우리나라 의료의 특징을 한마디로 말한다면 '관치의료'라고 할 수 있습니다. 유럽의 소위 선진국들에서 표방하는 국가가 책임지는 '공공의료'와는 조금 다른 개념입니다. 대한민국의 모든 의료기관은 '당연지정제'라는 제도의 틀 안에 묶여 있고 예외가 없습니다. 탄탄한 공적 의료 시스템을 가지고 있으면서도 일부 사적인 주체가 공적인 의료보험 밖에서 운영하는 병원을 허용하는 유럽과 달리 우리나라는 병원 전체가 국가 통제하에 있습니다. 그런데 병원의 90퍼센트 이상은 사적인 주체에 그 운영이 맡겨져 있습니다. 이윤추구의 강한 동력이 존재하는 거죠. 그런 동력을 누르는 것이 국가에서 일률적으로 정하는 의료 수가입니다. 이런 방식은 국민들 입장에서는 매우 유리한 것인데, 의료를 통제하는 전권을 행사하는 '관'이 유능하다는 전제가 있어야 이런 방식이 잘 작동합니다. 사실 '관'은 그동안 꽤 유능했습니다. 그 결과가 빠른 속도로 지금의 수준에 오른 우리나라의 의료겠지요. 그 작동 방식은 '우리가 돈이 이것밖에 없어서 중요한 수가는 못 올려주는데 그 대신 이거 이거는 모르는 척해줄 테니 알아서 잘 벌어' 하고 국가가 병원의 비급여 진료나 어떤 행태를 눈감아준 것인데, 그중 한 예가 병원들의 제약회사와의 유착에 의한 부수입, 소위 리베이트였습니다.

2000년 의약분업 사태는 이런 암묵적인 약속이 깨졌기 때문에 일어난 일입니다. 그때 막 대학에 부임한 저는 많은 교수들처럼 의약분업 자체에는 이해관계나 관심이 없었지만 그간의 정부의 행태에 분노해서 소위 '투쟁'에 동참했습니다. 당시 대통령의 평양 방문이라는 어마어마한 사건을 집어삼킬 만큼 의료대란의 영향은 컸고, 누가 보더라도 명분 없는 투쟁에 나선 의사들에게 비난이 쏟아졌습니다. 문제의 핵심이 이런 불법 행위를 용인해줘야 했던 관치 의료의 한계였음에도 말이지요. 당시 정부는 의사협회와 협상을 해서 수가를 대폭 인상해주었는데 매우 모양새가 좋지 않았던 건 사실이었습니다. '돈만 아는 의사'라는 프레임이 의사들에게 단단히 씌워졌지요. 그때 인상됐던 수가는 몇년 지나서 다시 깎여버렸고, 의사들은 정부를 영원히 믿지 못하게 되었습니다.

쓰나미는 사실 의약분업이 아니라 삼성병원과 아산병원이라는 양대 재벌 병원의 하급병원 환자 싹쓸이가 시작된 데에서 오고 있었지만 이들 병원이 당시의 우리나라 병원들의 시스템을 혁신했기 때문에 다들 긍정적인 모습만 보고 있었고 훗날 이것이 어떤 여파를 가져올지는 잘 모르고 있었습니다. 제가 서울대학교 병원에서 수련을 받던 1990년대에는 '진료받다가 죽는다'는 말이 나올 정도로 환자들이 힘들었습니다. 각종 비용을 수납하는 데만 몇시간을 기다리기도 했지요. 이 두 병원은 시스템 미비로 인한 환자들의 그런 고통을 단시간에 해소했습니다.

그러는 동안 의학은 계속 발전했습니다. 해가 멀다 하고 신약이 쏟아져 나왔고 새로운 검사법이 사람들의 눈을 어지럽게 했습니다. 기본 수가들이 오래전에 책정되어 아주 낮은 데 비해 이들 새로운 검사는 훨씬 높은 수가를 책정받을 수 있었고, 이에 따라 인건비 대 검사비의 수가 불균형이 해가 갈수록 심해졌습니다. 어느 병원에서나 의료의 기본이 되는 진료시간이 매우 짧고 결과적으로 부실해질 수밖에 없었기 때문에 환자와 의사의 신뢰 관계가 생길 여지가 없었습니다. 불신의 결과로 환자들은 경증 질환을 가지고도 점점 더 큰 병원을 찾게 되었고 대학병원들은 경증 환자로 장사진을 이루게 되었습니다.

양대 재벌 병원을 비롯한 소위 빅5 병원 중심의 의료가 완전히 자리를 잡고 전국의 모든 병원이 바닥에 대리석을 깔며 이들을 따라가는 외양 전쟁에 나선 건 이명박 정권 때였습니다. 물론 병원들이 여전히 낮은 기본 수가만으로는 이런 대리석 바닥을 유지할 수 없었기 때문에 의사들은 다른 방법으로 병원의 경영을 유지해주어야 했습니다. 그리고 의사들은 진료 수입과 연동된 혹독한 인센티브에 의거해서 급여를 받게 되었습니다. 고가의 검사, 시술을 많이 하는 의사와 환자만 열심히 보는 의사의 수입 격차는 크게 벌어집니다. 기존 수술방법에 비해 아무런 특장점이 없는 로봇 수술이 대거 도입된 것도 이 시기입니다. 기존 수술보다 수십 수백배 더 비싼 로봇 수술이 맹위를 떨친 데에는 2000년대 말 도입된 실손보험의 역할이 제일 컸습니다.

실손보험이 가입자 80퍼센트에 가까운 큰 성공을 거둔 이유는 국민건강보험의 결함 때문이었는데, 우리나라의 건강보험 가입자는 건강보험료를 내도 진료비의 30퍼센트 정도를 본인부담금으로 더 내게 됩니다. 의료 선진국 중에는 우리나라만큼 진료비 본인부담금이 큰 나라는 없습니다. 아무리 의료비가 싸다고 한들 큰 병에 걸리는 개인에게는 부담해야 할 만만치 않은 비용이 발생하고, 기술 발전에 따른 의료비의 상승은 점점 개인의 의료비 부담을 키웠습니다. 그러나 정치권은 긴 세월 동안 건강보험료를 더 징수하고 공적인 의료를 충실히 하려는 노력은 하지 않음으로써 결과적으로 실손보험이 본인부담금 문제를 해결해주며 큰 호응을 얻게 되었습니다. 우리나라는 사적 주체에 다시 한번 의료의 주도권을 내주게 된 것입니다.

실손보험이 비급여 진료비를 보상해주면서 개원가는 이윤이 더 큰 비급여 진료를 대폭 늘릴 수 있었습니다. 대표적인 비급여 진료가 많은 분께서 이용하고 있는 도수 치료입니다. 하지만 실손보험을 가입하지 않은 환자에게 동네 병원 진료비가 대학병원 진료비보다 더 높아지는 모순이 생기게 되었고 그 결과 1차 의료기관은 그 역할을 잃어갔습니다. 실손보험이 준 가장 큰 교훈은 '의료 수요는 얼마든지 늘어날 수 있고 이를 통제하는 건 아주 어렵다'는 점일 겁니다. 실손보험이 도입된 지 20년이 다 된 지금 보험 요율의 상승과 보험금 지급 거부를 둘러싼 논란이 끊이지 않는 이유입니다. 한편 이렇게 많은 국민들이 건강보험료와는 별도로 실손보험료를 내기 시작하면서 이른바 '내돈내산'의 '소비주의'가 맹위를 떨치기 시작합니다.

공공재인가 소비재인가

우리나라의 의료 문제를 논할 때 논리가 헛도는 이유가 하나 있는데, 국민들이 바라는 공공재로서의 의료가 현실에서는 소비재로 다루어지기 때문입니다. 소비자로 하여금 과잉 생산되는 소비재를 과잉 구매하도록 부추기는 개념인 소비주의는 과잉 진단-과잉 치료가 문제시되는 현대 의학의 현장에 깊이 들어와 있습니다. 소비주의가 자본주의 사회에서 영리하게 살아남는 생존 전략이라고 생각하는 사람들도 있지만, 소비주의는 인간과 인간 사이의 맺어짐이 중요한 우리 사회의 많은 관계망을 훼손합니다.

1990년대 말에 양대 대기업이 설립한 대형 병원에서 환자들을 '고객'이라 부르기 시작하면서 대한민국 의료는 혁명에 가까운 변화를 겪었고 이전 시대의 불편함은 상당 부분 사라졌습니다. 동시에 병원들이 환자를 '소비자'로 대하기 시작하고 환자들이 나아진 서비스에 만족해하는 동안 우리 사회가 공적 자원에 소비주의로 접근하는 모순이 생겼습니다.

한국 의료의 소비주의 사례들 중 하나가 '닥터쇼핑'doctor shopping입니다. 아직 제대로 된 통계조차 없지만 진료실에 앉아 있으면 수많은 '닥터쇼퍼'doctor shopper들을 경험하게 됩니다. 물론 개인의 문제가 아닌 의료 시스템의 문제에 기인하는 현상인데, 의료적인 이유가 아니면 전원을 철저히 제한하는 다른 나라들에 비해 우리나라에서는 환자들이 멀리 있는 병원에서 원하는 의사의 진료를 받는 게 어렵지 않습니다. 환자들은 병원을 옮기고 그동안 해온 검사를 재탕 삼탕 하는 낭비가 있지만 어차피 의료보험에서 커버가 되기 때문에 그리 큰 부담이 되지 않습니다. 물론 30퍼센트의 본인부담금을 내기 어려운 취약 계층에는 해당되지 않는 이야기입니다. 1차와 2차 의료기관에서 충분히 치료할 수 있는 병이라도 환자들이 상급 종합병원에서 진료받기 위해 의뢰서를 받는 데에도 제약이 없습니다. 그 결과 대학병원들에 경증 환자가 넘쳐나고, 3분 진료가 만연하게 됩니다. 실손보험의 도입과 함께 1차 의료기관이 비급여 진료를 표방하게 되고 실손보험이 없는 환자에게는 경증 질환일지라도 1차 의료기관 진료비보다 대학병원의 진료비가 더 저렴해지면서 이런 현상은 악화되어 갑니다.

한편 지방 병원이 어려운 것은 시설이나 의사의 부족만큼이나 환자의 부족에도 기인합니다. 지방 인구의 감소가 일어나고 있는 데 더해 지방에서 치료받아도 충분한 환자들조차 서울의 대형 병원으로 옮기는 경우도 많습니다. 의료진이 최상의 기량을 발휘하기 위해서는 적정한 숫자의 환자가 확보되어야 하는데 이렇게 환자가 부족해지면 병원 운영은 물론 교육이나 진료의 질이 유지되지 않습니다. 모지방대 병원 내과에 재직하시던 교수님이 전원을 하겠다는 환자에게 이 병원에서 치료할 수 있다고 했더니 '잘못되면 네가 책임질 거냐?'는 말을 들어 어쩔 수 없이 의뢰서를 써주었던 평생의 경험들을 이야기하면서 윤석열 정부의 의대 증원 정책에 가장 열렬하게 반응했던 그 학교가 늘어난 학생들을 가르칠 충분한 환자를 확보하지 못할 것을 우려하신 일도 있습니다. 의료전달체계가 무너지면서 서울의 대형 병원으로 의료진과 환자가 집중되고 이들을 대형 병원이 독점하는 현상이 서로 꼬리를 물고 심화되면 지방 병원은 더욱 환자들의 외면을 받게 됩니다. 그 악순환의 결과가 지역 의료의 붕괴입니다. 미국 트럼프 대통령이 코로나에 걸리고 총상을 입었을 때 즉각 인근 병원에서 치료받았다는 사실을 상기한다면 우리나라의 의료전달체계가 얼마나 '서울'의 '대형'병원 중심적인지를 알 수 있을 것입니다.

의료가 소비재로 다루어진다면 당연히 일말의 손해도 용납되지 않겠지요. 의료에서 생기는 나쁜 결과는 모두 의사에게 책임을 물어야 한다는 입장도 소비주의의 한 측면입니다. 일정 확률로 생기는 나쁜 결과를 모두 환자가 변상받아야 할 사고로 다루기 때문입니다. 그렇지 않으면 OECD 국가 중 치료 가능 사망률이 두번째로 낮은 우리나라에서 다른 국가들보다 의사들이 훨씬 더 많은 형사소송을 당하는 현실을 설명할 길이 없습니다. 거칠게 가정을 하면, 화재가 발생해서 불가피한 피해가 생겼을 때 소방수에게 출동이 늦었다, 소화 방법에 문제가 있었다는 식으로 소송을 하는 폭일 텐데요. 이러면 소방 시스템은 유지가 되지 않을 터인데, 이와 유사한 것이 지금 중한 병을 다루어야 하는 필수 의료에서 벌어지고 있는 일입니다. 다행인 것은 아직까지 대부분의 환자들은 공공재로서의 의료를 지키기 위해 노력한다는 사실입니다. 그러나 소비주의로 무장한 일부의 사람들이 이같은 행태로 큰 이익을 얻고 그런 사람들이 점점 더 늘어난다면 공공재를 지킨다는 대의는 힘없이 무너집니다.

소비주의로 누가 이득을 보는지 따진다면 당연히 의약산복합체라고 불러도 부족함이 없는 거대 자본입니다. 이들은 소비주의를 부추기는 주체이기도 하고요. 한 예로 의사들이 소송을 피하기 위해 행하는 수많은 의미없는 검사들은 자본 우위의 원칙으로 환자를 빨아들이는 대형 병원들과 산업체에 이득이 됩니다. 더 큰 틀로 본다면 신자유주의 이후 공동체의 붕괴와 공공선에 대한 냉소, 각자도생이 만연한 가운데 내 몸 하나 잘못되면 그대로 절벽으로 떨어진다는 위기감이 사람들로 하여금 건강에 집착을 할 수밖에 없도록 한 배경이 된 것이지요. 제대로 된 철학이 없는 어떤 정치인들은 애꿎은 환자와 의료인들 사이의 비난과 불신을 조장하는 행태로 사태를 악화시키고 있습니다. 그 결과가 소비주의와 소송, 무의미한 검사의 남발을 통해서 거대한 불신 비용을 치르고 있는 우리나라 의료의 현실입니다. 이런 비용은 사회의 다른 부문, 교육이나 복지, 인프라 개선들에 쓰일 수 있었던 것이기 때문에 더욱 안타까운 일이지요. 가장 책임이 큰 주체는 빠져나가고 그 아래에 자리한 당사자들끼리만 갈등을 하는 「오징어 게임」이 의료 현장의 판박이인 듯한 것이 이 드라마를 그저 시간 때우기로만, 재미로만 볼 수는 없었던 이유입니다.

신약보다 뛰어난 암 치료법이 알려지지 않는 이유

제가 평생을 바쳐온 의료에서만큼은 나름 확고한 신념이 있는데 유감스럽게도 종종 "좌파 관점"이라며 오인을 당합니다. 몇년 전 출간한 『의료 비즈니스의 시대』(돌베개 2023)에서 언급한 로봇 수술 비판이 그런 경우입니다.

이 책을 낸 후 독자들과의 만남에서 많은 분들이 기존의 수술방법에 비해 로봇 수술이 나은 점이 없다는 지적을 읽고 놀랐다고 하셨습니다. 그때 제가 한 말이 있는데요. "앞으로 의사들이 기존 수술방법을 못 배우고 다 로봇 수술만 배우게 되면 그런 비교는 의미도 없어집니다."

그 책을 집필하고 4년이 다 되어가는데 이제 그런 일이 현실화되고 있습니다. 병원에서 의사들이 기존의 복강경 수술을 하려면 수술방을 잡기가 점점 어려워지면서 기존 수술을 새로운 세대가 배울 기회가 없어지고 있습니다. 원가에 훨씬 못 미치는 기존 수술 수가를 방치한 채 로봇 수술의 길을 열도록 한 정책 실패가 가져온 현실입니다.

　고가 약에 대한 비판 역시 마찬가지입니다. 해가 갈수록 가격이 기하급수로 비싸지는 고가 약에 대해 말을 꺼내면 '건강한 자의 배부른 소리'라는 전혀 초점이 맞지 않는 비난이 날아옵니다. 그 약값이 우리나라 직장인 평균 1년치 급여보다 몇배 비싸도 사람들은 별 의구심을 갖지 않습니다. 얼마 전에 나온 논문 중 가장 인상 깊었던 내용이 있는데요. 캐나다, 호주, 영국의 연구팀이 표준 수술과 화학 항암요법으로 치료받은 3기 대장암 환자 889명을 모집하고 두 그룹으로 나눠 절반은 체계적인 운동 프로그램에 참여하게 하고 절반은 건강한 생활습관을 설명하는 책자만 제공했습니다. 운동은 주당 3~4회, 1회당 45~65분간 걷거나 카약, 스키를 타는 것이었습니다. 그렇게 3년간 운동을 한 결과 운동을 한 그룹이 하지 않은 그룹에 비해 재발 또는 새로운 암 발병 위험이 28퍼센트 낮았고 사망 위험은 37퍼센트 낮았습니다. 이 성적은 어떤 고가의 항암제보다도 나은 것입니다.

　이 결과가 놀라운 것은 연구 자체의 내용보다도 이미 오래전부터 암 환자가 운동을 하면 생존 가능성이 높아진다는 관찰 연구 결과들이 있었음에도 불구하고 그것을 입증하는 임상 연구가 시행되기까지 아주 긴 세월이 걸렸다는 사실 때문입니다. 대장암을 비롯한 다양한 암종에서 운동을 하는 환자가 더 오래 산다는 결과는 이미 20여 년 전부터 보고되어왔습니다. 운동의 효과를 입증하는 앞의 임상 연구는 연구팀이 환자를 모집하고 연구를 완료하는 데 15년이나 걸렸습니다. 고가 항암제 임상 연구에 비하면 매우 시간이 오래 걸려서 이루어지기 어려운 연구임이 분명합니다. 그리고 이보다 더 작은 효과를 보이는 신약 개발 소식보다 대중 매체에서 덜 다루어집니다. 우리나라에서는 이런 연구는 연구비 수주조차 쉽지 않습니다.

몇해 전 이탈리아에서 열린 학회에 참석했을 때 저는 2층에서 학회장을 내려다보면서 암담하다는 생각이 든 적이 있습니다. 코로나가 한풀 꺾이고 정말 오랜만에 참석한 학회였는데 학회장의 거의 대부분을 제약회사 부스가 점유하고 있었습니다. 해외 학회에 가는 주요 목적이 나와 관심사가 같은 해외 연구자들과 얼굴을 보며 서로의 발표 내용을 토론하는 것인데, 이런 목적의 연구자 공간은 형편없이 쭈그러들어 있었습니다. 의산복합체라는 말이 머리에 바로 떠올랐습니다. 발표 내용이 주목을 가장 많이 받는 시간에는 신약 연구 결과가 주로 소개됩니다. 한편 고가의 신약이 개발되면 기존에 쓰이던 약은 점점 자리를 잃게 됩니다. 스테로이드가 대표적인데, 이는 제 경험으로 볼 때 인류가 개발한 어떤 약보다도 효과가 우수하지만 오남용되면 부작용이 많습니다. 스테로이드의 자리를 차지하려는 신약들은 그 부작용을 크게 부각시키면서 점점 영역을 넓혀갑니다. 그런데 공정한 처사는 아니라 봅니다. 스테로이드는 임상에 활용된 지 80년 가까이 되었기 때문에 우리가 속속들이 부작용을 알고 있는 반면 신약들은 아직 몇년밖에는 쓰이지 않은 것이어서 환자에게 장기간 사용될 때 어떤 부작용이 나타날지는 미지수입니다. 가격 차이는 거의 1만배가 납니다. "스테로이드 험담 좀 그만하세요!"라고 외치고 싶어집니다. 종양 내과 의사들은 '재정 독성'이라는 말을 하는데, 암 환자들이 항암제 부작용 이상으로 고가의 항암제 값 때문에 고통을 받는다는 의미입니다.

그럼에도 불구하고 인간은 큰 병 앞에서는 여지없이 무너집니다. 3년여 전에 나온 『H마트에서 울다』(정혜윤 옮김, 문학동네 2022)가 기억이 납니다. 인디록 밴드 '저패니즈 브렉퍼스트'Japanese Breakfast의 리더 미셸 자우너Michelle Zauner의 자전적인 이야기를 담은 이 책은 한국인이었던 그녀의 어머니와 그녀가 함께 먹은 다양한 한국 음식 이야기가 펼쳐지면서 버락 오바마 전 대통령에게까지 K푸드를 알렸습니다. 저는 직업병인지 책의 마지막 부분에 나오는 그녀 어머니의 암 투병기에 눈길이 갔습니다. 건강했던 어머니는 어느날 청천벽력같이 담도암(담관암)을 진단받습니다. 그것도 수술이 가능하지 않을 만큼 진행된 상태로 암이 발견된 것입니다. 항암 치료를 한번 한 후 그 부작용으로 거의 사경을 헤맸던 그녀의 어머니는 두번째 항암 치료를 앞두고 가족들에게 이번까지 치료받아 보고 효과가 없다면 치료를 중단하겠다고 선언합니다. 약물의 용량을 훨씬 줄여서 두번째 항암 치료를 마쳤지만 결과는 좋지 않았고 어머니는 치료를 중단하고 미셸의 손을 잡고 제주도를 같이 가자고 합니다. 가족들이 모두 치료를 계속할 것을 원하지만 어머니의 결심은 확고합니다. 하지만 한국의 공항에 내리자마자 어머니는 병원 응급실로 향해야 했습니다. 한국에 도착한 시점은 두번째 항암 치료 후 백혈구 수치가 최저로 떨어지는 시점이었고 패혈증이 발생했습니다. 어머니는 이번에도 죽을 고비는 넘겼지만 결국 미셸은 어머니와 제주도를 돌아보지 못하고 집으로 돌아옵니다. 그리고 어머니는 그곳에서 숨을 거둡니다.

이 안타까운 이야기를 읽으며 저는 어떻게 했으면 어머니와 미셸이 제주도를 볼 수 있었을까를 머릿속으로 상상했습니다. 저라면 아마 항암 치료를 아예 안 받았을 것 같습니다. 담관암 환자의 생존 곡선은 그림과 같습니다. 수술을 받지 못할 상태로 발견되는 경우 현저히 생존율이 낮고, 특히 미셸의 어머니처럼 전이가 있는 경우에는 더 좋지 않아 대부분의 환자가 1년 내 사망합니다.

그리고 항암 치료도 잘 듣지 않습니다. 두 그림 중 아래의 그림은 암이 진행된 담관암 환자들의 다양한 항암 치료 후의 치료 성적입니다. 중앙 생존값, 즉 절반의 환자가 생존하는 기간은 5~8개월입니다. 거의 모든 환자가 항암 치료를 받은 반면 치료를 받지 않은 환자의 데이터는 없기 때문에 치료를 받은 경우와 받지 않은 경우의 생존율을 비교할 수는 없지만 치료를 받는다고 해서 받지 않는 환자보다 1년 이상 더 오래 사는 건 분명히 아닐 것입니다. 그리고 환자가 살아 있는 동안의 삶의 질을 따져보면 항암 치료를 받는 것이 그다지 유익할 것 같지 않습니다. 항암 치료 후의 고통은 이미 잘 알려져 있고 『H마트에서 울다』에서도 생생하게 묘사되고 있습니다. 환자가

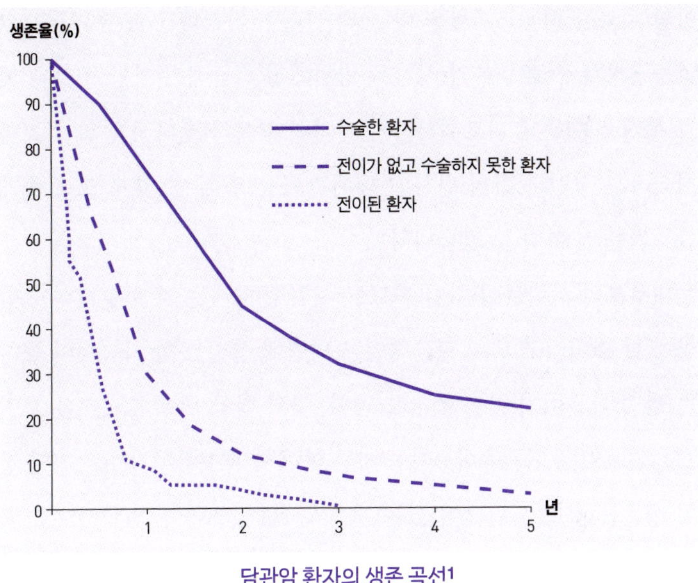

담관암 환자의 생존 곡선1

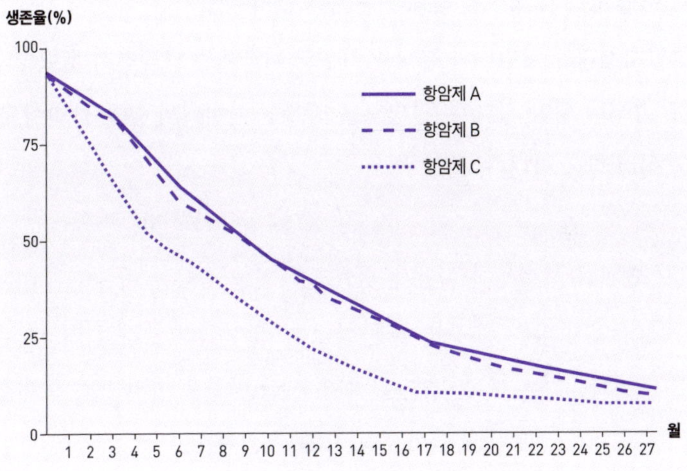

담관암 환자의 항암 치료 후 치료 성적2

항암 치료를 하고 3개월을 더 오래 산다고 가정했을 때 추가적으로 얻는 3개월 중 대부분의 시간은 병원에 출퇴근해서 항암 주사를 맞고 부작용 때문에 괴로워하다가 간신히 회복하면 다시 항암 치료를 시작하는 그런 시간의 반복일 테니까요. 그런데 또 그게 그리 쉽게 납득되는 건 아닌 것 같습니다.

대부분의 사람들이 항암 치료를 시작할 때에는 자신이 최대 수명까지 살 것이라고 믿지 평균적인 수명밖에 살지 못할 가능성이 높다는 걸 받아들이지 않는 것 같습니다. 앞의 항암 치료 그래프를 보면 27개월까지도 생존율이 0이 되지는 않아서 극소수이기는 하지만 장기 생존을 하는 사람들이 있는 것을 알 수 있습니다. 의학적으로 이런 경우를 '꼬리'tail에 해당한다고 부르는데, 의사들도 어떤 사람들이 이렇게 장기 생존을 하게 되는지는 알지 못합니다. 아무튼 치료를 중단하겠다는 어머니의 결정을 미셸도 처음에는 납득하지 못했습니다. 그러나 항암 치료 후 엉망으로 망가진 어머니의 삶을 보면서 결국 이런 말을 합니다.

엄마가 그쯤에서 치료를 포기하는 것에 아빠는 마음의 준비가 되어 있지 않은 게 분명했다. 아빠는 내가 뭐라고 하며 대들어주기를 기다리는 것 같았다. 우리 두 사람이 힘을 합쳐 엄마가 치료를 계속 받도록 설득하자고 말이다. 하지만 항암 치료는 이미 엄마에게 남은 존엄을 마지막 조각까지 앗아가버렸고, 만에 하나 조금이라도 더 앗아갈 존엄이 남았다면 그것마저 기어이 찾아내고야 말 것 같았다. (『H마트에서 울다』 200~201면)

두 이반 일리치 이야기

　의료 사태가 끝나가고 학생들이 복귀하기 전 독서 모임을 가지면서 톨스토이의 『이반 일리치의 죽음』(이강은 옮김, 창비 2012)을 다시 읽어보았습니다. 톨스토이가 초로에 접어드는 58세에 집필한 이 작품은 이반 일리치라는 판사가 원인 모르는 병에 걸려 죽어가는 과정을 그린 짧은 소설입니다. 우선은 직업병을 못 버리고 학생들과 '이반 일리치의 병은 무엇이었을까?'를 토의했습니다. '암'이라는 의견이 다수였지만 저는 낙상으로 생긴 신장 손상의 가능성도 있다고 보았습니다. 지금이야 이런 걸로 사람이 죽는다는 게 말도 안 되지만 그 당시에는 진단도 하지 못했을 가능성이 있으니까요.

　이 소설을 읽어본 분들이 '톨스토이는 죽어본 경험이 있는 걸까?' 하고 느낄 만큼 죽어가는 사람의 마음이 정교하게 묘사되어 있습니다. 저는 이 소설을 보면서 집안 어른이 돌아가실 때 옆에서 지켜본 경험이 생생하게 되살아났습니다.

이반 일리치의 죽음 앞에서 주변인들은 죽음을 부정하고 회복될 거라는 뻔한 거짓말을 합니다. "그 주변의, 그리고 그 자신의 이런 거짓말이 이반 일리치의 생의 마지막 순간들을 해치는 가장 무서운 독이었다."(85면) 노환으로 자리보전하게 된, 죽음을 앞둔 분들에게 방문객들이 '완쾌하십시오'라는 말을 하는 것을 흔히 봅니다. 그런 광경을 보고 제가 느끼던 심대한 거부감을 톨스토이는 이렇게 표현하고 있었습니다. 이반 일리치는 자신의 삶을 돌이켜보면서 아주 어린 시절의 일들 외에는 자신이 기쁨이라고 생각했던 일들이 보잘것없고 추악하다고까지 느낍니다. 저희 집안 어르신은 임종 즈음에 "옛 기억은 잘못한 일만 떠오른다"는 말씀을 종종 하셨습니다. 참으로 공포스러운 말씀이었습니다. 그 경험을 이반 일리치의 다음 말과 겹쳐보면서 나는 앞으로 남은 생을 어떻게 살아야 할지를 생각해봅니다.

"높은 사람들이 훌륭하다고 여기는 것에 맞서 싸우고 싶었던 마음속의 어렴풋한 유혹들, (…) 어쩌면 바로 그런 것들이 진짜고 나머지 모든 것은 다 거짓이었을지 모른다. 자신의 일과 삶의 방식, 가족, 사교계와 직장의 모든 이해관계도 다 거짓인지 모른다."(111면)

이반 일리치가 죽은 후 직장 동료였던 법원 판사들은 장례식에 참석해 미망인을 위로하는 일을 더없이 성가시게 느끼고, 그의 죽음으로 발생할 자리 이동을 떠올리며 미망인은 어떻게 하면 연금을 더 많이 받을 수 있을지를 고민합니다. 결국 죽음은 남겨진 사람들에게 더 큰 의미가 있는 것인지도 모릅니다. 저는 기회가 있을 때마다 학생들에게 이 책을 읽어보기를 권하는데, '의사에게는 인문학이 필요 없다'고 믿는 높은 분들이 의외로 많아서 저 같은 사람의 목소리는 잘 안 들리겠지요.

또 한명의 이반 일리치는 오스트리아의 신학자입니다. 사제 서품을 받고 푸에르토리코 교구에서 큰 명성을 얻었지만 해방신학과 맑스주의에 대한 동조적인 입장 때문에 가톨릭 교회와 갈등을 겪다가 파문되기 전 스스로 교회를 떠납니다. 하지만 평생 스스로를 사제로 자리매김하며 자본주의에 포섭된 현대 문명을 매섭게 비판하고 많은 사람에게 영감을 주었습니다.

이반 일리치의 대표 저작인『성장을 멈춰라!: 자율적 공생을 위한 도구』(원제 *Tools for Conviviality*)에는 폭력적인 산업화와 생산성으로 인해 자리를 빼앗긴 인간의 자율성과 창조성을 되찾기 위한 치열한 고민이 담겨 있습니다.『누가 나를 쓸모없게 만드는가』(원제 *The Right to Useful Unemployment*)에서는 고용되어 소비에 참가하지 않는 인간을 쓸모없는 것으로 만들어버리는 산업사회를 통렬히 고발하고 상품의 과잉 공급에 따른 재화 가치의 형해화, 과잉 수요를 만드는 전문가의 은폐된 역할을 말합니다.[1]

저는 그의 이름을 최근까지도 모르고 있었습니다.『의료 비즈니스의 시대』를 집필하면서 무려 45년 전에 이런 목소리를 낸 분이 있다는 걸 비로소 알게 되었는데요. 그는 의료를 인간이 고통, 질병, 죽음에 대해 가지는 자율성을 빼앗는 대표적인 기제로 바라봅니다. 기술

과학을 독점한 전문가가 사람들로부터 어디까지가 치료가 필요한 병인지를 결정할 능력을 완전히 박탈했다는 그의 통찰은 완벽한 건강을 요구하는 신자유주의 사회에서 인간들이 수없이 많은 질병을 스스로 만들어가며 필요하지도 않은 치료를 받다가 죽어가는 현실을 반영합니다.

그가 쓴 『병원이 병을 만든다』의 첫 파트 '현대의학이라는 유행병'은 '의학적 치료는 소용없다. 의사는 도리어 손해를 끼친다'라는 과감한 주장을 담은 소챕터들로 이루어져 있습니다. 아파도 병원에 갈 필요가 없다는 주장이 될 수도 있는 이 내용에 대해 제가 모두 동의하는 건 아니지만 그가 가장 맹렬히 비난하고 있는 '병원병', 즉 의료 행위 자체에 의해서 인위적으로 만들어지는 병에 대한 문제의식만큼은 전적으로 동의합니다. 이 책의 주제이기도 하니까요.

커먼즈^{commons}라는 개념이 환경, 인류의 삶의 질, 인간성 회복에 많은 유리한 점이 있음에도 불구하고 왜 인류가 '고어 자본주의'^{Gore Capitalism}라고까지 불리게 된 작금의 현실에 도달했는지에 대해서는 답하지 못하는 것이 이반 일리치의 저작이 지닌 큰 맹점이기도 합니다. 이반 일리치는 왕성한 저술과 강연 활동을 이어가던 1992년에 암을 진단받습니다. 얼굴 오른편에 악성 종양이 생겼고 수술을 하지 않으면 5년 내에 사망할 거라고 의사들이 말했는데 그는 과감히 수술을 거부합니다. 그리고 어떤 약도 복용하지 않고 고통을 인내하며 생을 마무리해나가면서 10년을 더 살았습니다. 자신의 저서 『병원이 병을 만든다』에서 저술한 대로 죽어간 것이지요. 그가 살고 죽어간 모습을 보면 그에게 '의료 무용성'을 주장할 차고도 넘치는 자격이 있다고 생각합니다. 문제는 암에 걸렸는데 이반 일리치처럼 모든 치료를 거부하고 죽는 것을 받아들일 사람이 많지 않다는 것이지요. 임종 과정에 있는 사람에게 중환자실 치료나 심폐소생술을 하지 않았다고 고소를 하는 사람들까지 있는 것이 현실이니까요.

최근 무심코 유튜브를 시청하다가 AI로 합성한 가짜 의사들 이미지를 활용하여 건강을 담보 삼아 사기 치는 사람들이 얼마나 많은지를 보고 경악을 금치 못한 일이 있습니다. 삶에 대한 초월 의지는 고사하고 철학도 가지지 못한 사람들에게 그나마 남아 있던 의료에 대한 희미한 신뢰마저 사라진다면 이런 약탈자들에게는 아주 좋은 일이 되겠지요.

이반 일리치의 저작은 지금과 같은 방식으로 작동되는 의료 시스템과 교육 현실에서는 의사가 많아지는 것이 바람직하지 못하다는 결론으로 끝맺습니다. 그는 칠레 사회주의 정권의 아옌데 대통령의 의료시설 확충 정책조차 비난합니다. 우리나라의 정책 입안자들은 이러한 일리치의 핵심 사상은 쏙 빼고 그가 과잉 진단과 과잉 치료를 하는 의사를 비난하는 것만 인용하면서도 문제 해결 방법은 언제나 의사 수 증가라고 강변하는 모순을 반복합니다.

최근 미국에서는 사모펀드까지 의료 시장에 뛰어들면서 의사들의 전문성이 훼손되는 데 대한 우려가 높아지고 있고, 말기 환자에게 더

이상의 병원 치료가 의미가 없다고 말하는 의사들이 그런 말을 했다는 이유로 병원에서 해고를 당하는 일들이 생겨 논란이 되고 있습니다.[2] 현대 의료가 가져온 극단적인 혼란 속에서 길을 잃은 분들은 앞의 두 책 『이반 일리치의 죽음』과 『병원이 병을 만든다』를 일독하면 도움을 받으실 것이라 생각합니다.

건강하고 싶지 않은 사람은 아무도 없을 것입니다. 하지만 '건강한 삶'이란 개개인에게 모두 다른 의미를 가질 것 같습니다. 삶에 대한 성찰을 하게 되면 필연적으로 죽음에 대한 생각이 따라옵니다. 삶과 죽음은 하나이기 때문입니다. 불안과 우울이 시대의 키워드가 된 상황에서 건강에 대한 걱정을 삶과 죽음에 대한 성찰로 이어나가면서 마음의 평안을 찾으시기를 기원합니다.

주

들어가며

1 수재나 캐헐런『가짜 환자, 로젠한 실험 미스터리』, 장호연 옮김, 북하우스 2023.

제1장 청년을 환자로 만드는 사회

1 Dahyun Park, Min-Jeong Shin, Jean-Pierre Després, Robert H. Eckel, Jaakko Tuomilehto, and Soo Lim, "20-Year Trends in Metabolic Syndrome Among Korean Adults From 2001 to 2020," *Journal of the American College of Caridioloy: Asia* 3(3), 2023.
2 Sujin Lee, Junhee Park, Hyunjin Cho, and Jun Hyun Yoo, "Association between circadian rhythm-disturbing factors and metabolic syndrome in Korean adults: Korea National Health and Nutrition Examination Survey," *Korean Journal of Family Medicine* 46(3), 2025.
3 「"일 많이 해서 20kg 불었다" … '과로 비만'이 뭐길래?」, 『HiDoc』 2024. 9. 14.
4 이용호·김승희「2030 한국 성인의 비만 관련 동반질환의 유병률과 비만의 위험 요

인에 대한 연구: 국민건강영양조사 8기(2019-2021)를 이용하여」, 『가정의학』 14권 4호, 2024.

5 *Diabetes Fact Sheet in KOREA 2024*, https://www.diabetes.or.kr/bbs/?code=fact_sheet&mode=view&number=2792&page=1&code=fact_sheet.

6 "Diabetes: a defining disease of the 21st century," *The Lancet* 401(10394), 2023, 2087면.

7 Mathilde Touvier, Maria Laura da Costa Louzada, Dariush Mozaffarian, Phillip Baker, Filippa Juul, and Bernard Srour, "Ultra-processed foods and cardiometabolic health: public health policies to reduce consumption cannot wait," *British Medical Journal*, 9 October 2023.

8 「젊어도 피할 수 없는 통풍 … 예방법은?」, 『의학신문』 2024. 6. 26.

9 「몸짱과 맞바꾼 2030 통풍 … 운동 열풍에 단백질 과잉 섭취」, 『조선일보』 2024. 12. 11.

10 「'10%대' 고립·은둔 청소년, 전사회적 관심 높여야」, 『경향신문』 2025. 3. 25; 「"외로워요" 고립·은둔 청소년 70%는 탈출 원해: 2024 고립·은둔 청소년 실태조사 결과」, 『한겨레』 2025. 3. 25.

11 「2030 직장인 53%, "수면 부족에 시달린다"」, 『메디포뉴스』 2008. 3. 2.

12 Keith A. Johnson, Christopher J. Gordon, Julia L. Chapman, Camilla M. Hoyos, Nathaniel S. Marshall, Christopher B. Miller, and Ronald R. Grunstein, "The association of insomnia disorder characterised by objective short sleep duration with hypertension, diabetes and body mass index: A systematic review and meta-analysis," *Sleep Medicine Reviews* 59(1), 2021.

13 전지원 「시간균형 관점에서 본 한국인의 잠: 다국적시간연구(MTUS) 자료를 활용한 생애주기별 수면시간 국제 비교 연구」, 『통계연구』 22권 2호, 2017.

14 "Sleep market in Korea reaches W3 tril. says report," *The Korea Times*, April 10, 2024.

15 「부족한 수면, '돈'으로 채운다 … 판 커지는 슬리포노믹스 시장」, 『매경헬스』 2025. 1. 23.

16 「"수면제 먹어야 자요" 20대 4년 새 34% 급증」, 『조선일보』 2023. 3. 21.

17 Gunnhild Johnsen Hjetland, Jens Christoffer Skogen, Mari Hysing, Michael Gradisar, and Børge Sivertsen, "How and when screens are used: comparing different screen activities and sleep in Norwegian university students," *Frontiers in Psychiatry*, 31 March 2025.

18 Seokho Yun and Sohye Jo, "Understanding insomnia as systemic disease," *Journal of Yeungnam Medical Science* 38(4), 2021.

19 「2023년 ADHD 환자 20만 명으로 역대 최대 기록 … 5년새 178% 폭증」, 『바이오타임즈』 2024. 10. 8.

20 Vincenzo Oliva, Giovanna Fico, Michele De Prisco, Xenia Gonda, Adriane R. Rosa, and Eduard Vieta, "Bipolar disorders: an update on critical aspects," *The Lancet Regional Health:Europe* Vol. 48, January 2025.

21 "How Much Is Social Media to Blame for Teens' Declining Mental Health?," Institute for Family Studies, April 11, 2022.

22 「한국인 하루 5시간 스마트폰 … '도파민 중독' 끊을 수 있을까」, 『한겨레』 2024. 1. 19.

23 「국민 95%가 스마트폰 사용 … 보급률 1위 국가는?」, KBS뉴스, 2019. 2. 11.

24 「한국인 하루 5시간 스마트폰 … '도파민 중독' 끊을 수 있을까」, 『한겨레』 2024. 1. 19.

25 "Are We Addicted to Smartphones? Stats Reveals Usage Gap Between Gen Z vs Boomers," Softonic, December 20, 2024.

26 Nicholas Pimlott, "The ministry of loneliness," *Canadian Family Physician* Vol. 64, March 2018.

27 Community Life Survey 2023/24: Loneliness and support networks, 4 December 2024, https://www.gov.uk/government/statistics/community-life-survey-202324-annual-publication/community-life-survey-202324-loneliness-and-support-networks--2.

28 「2030세대 10명 중 7명 외로움 느낀다」, 『세종경제뉴스』 2024. 9. 23.

29 같은 곳.

30 Community Life Survey 2023/24: Loneliness and support networks, 4 December

2024.

31 "Loneliness," Minds Journal, https://mind.help/topic/loneliness/.

32 Ingo Zettler, Lau Lilleholt, Martina Bader, Benjamin E. Hilbig, and Morten Moshagen, "Aversive societal conditions explain differences in "dark" personality across countries and US states," *Proceedings of the National Academy of Sciences* 122(20), 2025.

제2장 왜 내가 환자가 아닌지 설명하시오

1 보건복지부·한국보건사회연구원『OECD Health Statistics 2022』, 2024, 51면.

2 같은 책 104~106면.

3 Mitsuhiro Takeno, "The association of Behçet's syndrome with HLA-B51 as understood in 2021," *Current Opinion in Rheumatology* 34(1), 2022.

4 Ian A. Hatton, Eric D. Galbraith, Nono S. C. Merleau, Teemu P. Miettinen, Benjamin McDonald Smith, and Jeffery A. Shander, "The human cell count and size distribution," *Proceedings of the National Academy of Sciences* 120(39), 2023.

5 C. Jacklin, Yiannis Philippou, Simon F. Brewster, and Richard J. Bryant, "'More men die with prostate cancer than because of it': an old adage that still holds true in the 21st century," *Cancer Treatment and Research Communications* Vol. 26, 2021.

6 Liwei Ma, Huiling Guo, Yunxiang Zhao, Zhibo Liu, Chenran Wang, Jiahao Bu, Ting Sun, and Jianwei Wei, "Liquid biopsy in cancer: current status, challenges and future prospects," *Signal Transduction and Targeted Therapy* Vol. 9, 2024.

7 "Liquid Biopsy Market Size, Share & Industry Analysis, By Product (Kits & Reagents, and Instruments), By Application (Oncology, Non-invasive Prenatal Testing (NIPT), and Others), By End User (Hospitals, Clinical Laboratories, and Others), and Regional Forecast, 2026-2034," Fortune Business Insights, https://www.fortunebusinessinsights.com/liquid-biopsy-market-102506.

8 「'생존률 100%' 논란의 '암' … "환자가 일반인보다 오래 살아"」, 『한국경제』

2024. 1. 1.

9 「갑상선암 과잉진단 논란 이후 사망률↑ … "진단·치료 기준 보완해야"」, 『메디포뉴스』 2024. 10. 7.

10 「갑상선암 과잉진단 과잉진료의 문제인가: 대한갑상선학회 이사장 정재훈」, 대한갑상선학회, 2014, https://www.thyroid.kr/people/sub03_pop_1.html.

11 Laura Silver, Patrick van Kessel, Christine Huang, Laura Clancy and Sneha Gubbala, "What Makes Life Meaningful? Views From 17 Advanced Economies," Pew Research Center, November 18, 2021.

12 「가계 직접 부담 평균 의료비는 얼마? … 연간 240만원」, 연합뉴스, 2023. 7. 21.

13 김기태 「한국과 유럽 8개국의 가구 의료비 지출 부담」, 『보건복지포럼』 2022년 7월호 22면.

14 김명희 「내가 바라는 불확실성」, 『경향신문』 2025. 3. 23.

15 "Uncertainty Avoidance," ScienceDirect, https://www.sciencedirect.com/topics/computer-science/uncertainty-avoidance.

16 Alexandra Rolfe and Christopher Burton, "Reassurance After Diagnostic Testing With a Low Pretest Probability of Serious Disease," *JAMA Internal Medicine* 173(6), 2013.

제3장 늙는 건가요, 아픈 건가요?

1 국가데이터처 「생명표」, 2025, https://www.index.go.kr/unify/idx-info.do?idxCd=4234

2 Vwaire J. Orhurhu, Robert Chu, and Jatinder Gill, "Failed Back Surgery Syndrome," National Center for Biotechnology Information, National Library of Medicine, May 1, 2023, https://www.ncbi.nlm.nih.gov/books/NBK539777/.

3 Isobel McMillan, Lyndsay Hill, Robyn McCarthy, Ruth Haas-Eckersley, Margaret Russell, Julie Wood, Liz Doxford-Hook, Yu Fu, Linda McGowan, and Heather Iles-Smith, "Urinary incontinence in women 55 years and older: A scoping review

to understand prevalence, incidence, and mortality of urinary incontinence during secondary care admission," *Women's Health*, June 16, 2023.

4 Rehab Hafiz, Lama Alajlani, Albatool Ali, Ghadah A. Algarni, Hassan Aljurfi, Omar Abdullah M. Alammar, Maria Y. Ashqan, and Alanoud Alkhashan, "The Latest Advances in the Diagnosis and Treatment of Dementia," *Cureus* 15(12), December 14, 2023.

5 Adam C. Webb and Owen B. Samuels, "Reversible brain death after cardiopulmonary arrest and induced hypothermia," *Critical Care Medicine* 39(6), June 2011.

6 법인 「물마저 끊고 입적한 스님의 삶」, 『한겨레』 2022. 6. 24.

7 도쿄대 고령사회 종합연구소 『도쿄대 고령사회 교과서』, 이영자 옮김, 행성B 2019, 94면.

8 *Global Anti Aging Market Analysis By Product Type (Moisturizers, Anti-Wrinkle Creams, Serums, Anti-Aging Shampoos, Hair Oils & Serums, Injectables, Devices), By Treatment Type (Topical Treatments, Injectables, Laser Treatments, Surgical Procedures, Others), By Gender (Women, Men), By Distribution Channel (Retail, E-commerce, Pharmacies/Drugstores, Spas & Dermatology Clinics, Others) By Region and Companies - Industry Segment Outlook, Market Assessment, Competition Scenario, Trends and Forecast 2025-2034*, Market.Us, July 2025, https://market.us/report/global-anti-aging-market/.

제4장 낫지 않는 병과 살아가기

1 https://southsideweekly.com/city-extremes-1995-heat-wave-covid-19-reveal-whats-changed-hasnt-chicagos-health-equity-landscape/.

제5장 알아야 고칩니다

1 https://www.researchgate.net/publication/331996260_Treatment_and_survival_of_resected_and_unresected_distal_cholangiocarcinoma_a_nationwide_study.
2 Mark D. Danese, Kabir Mody, Ramya Thota, Stacie C. Lindsey, Melinda Bachini, Reham Abdel-Wahab, François Audhuy, Jennifer Duryea, Sarah Bobiak, Treatment Patterns and Survival in Locally Advanced or Metastatic Biliary Tract Cancer Using SEER Medicare Data, Gastro Hep Advances, Volume 2, Issue 4, 2023, Pages 580-587.

나가며

1 이반 일리치 『병원이 병을 만든다』, 박홍규 옮김, 형성사 1987.
2 Abby R. Rosenberg, Elliot Rabinowitz, and Robert M. Arnold, "Why Good Palliative Care Clinicians Get Fired," *JAMA* 333(21), April 14, 2025.

가짜 환자
환자 만들어내는 사회에서 지혜롭게 건강 지키는 법

초판 1쇄 발행 / 2026년 4월 24일

지은이 / 김현아
펴낸이 / 염종선
책임편집 / 하빛 신채용
조판 / 황숙화
펴낸곳 / (주)창비
등록 / 1986년 8월 5일 제85호
주소 / 10881 경기도 파주시 회동길 184
전화 / 031-955-3333
팩시밀리 / 영업 031-955-3399 편집 031-955-3400
홈페이지 / www.changbi.com
전자우편 / human@changbi.com

ⓒ 김현아 2026
ISBN 978-89-364-8127-8 03510